临床专科护理规范

主编 李　凤　刘春红　刘菲菲

王　霞　薛　丹　董卫华

吉林科学技术出版社

图书在版编目（ＣＩＰ）数据

临床专科护理规范 / 李凤等主编. -- 长春:吉林科学
技术出版社,2022.9

ISBN 978-7-5578-9663-8

Ⅰ. ①临… Ⅱ. ①李… Ⅲ. ①护理－技术操作规程
Ⅳ. ①R472-65

中国版本图书馆 CIP 数据核字(2022)第 177796 号

临床专科护理规范

主　　编　李　凤等
出 版 人　宛　霞
责任编辑　张延明
封面设计　长春美印图文设计有限公司
制　　版　长春美印图文设计有限公司
幅面尺寸　170mm×240mm　1/16
字　　数　235 千字
页　　数　192
印　　张　12
印　　数　1—1500 册
版　　次　2022 年 9 月第 1 版
印　　次　2023 年 3 月第 1 次印刷

出　　版　吉林科学技术出版社
发　　行　吉林科学技术出版社
地　　址　长春市福祉大路 5788 号
邮　　编　130118
发行部电话/传真　0431-81629529　81629530　81629531
　　　　　　　　　　　　81629532　81629533　81629534
储运部电话　0431-86059116
编辑部电话　0431-81629518
印　　刷　三河市嵩川印刷有限公司

书　　号　ISBN 978-7-5578-9663-8
定　　价　85.00 元

《临床专科护理规范》编写人员

主　编　李　凤　青岛市黄岛区中心医院

　　　　刘春红　青岛市黄岛区中医医院

　　　　刘菲菲　青岛市黄岛区中医医院

　　　　王　霞　青岛市黄岛区中心医院

　　　　薛　丹　青岛市黄岛区中心医院

　　　　董卫华　青岛市黄岛区中心医院

副主编　姜永杰　青岛市黄岛区中心医院

　　　　王子凤　青岛市黄岛区区立医院

　　　　孙曼曼　新乡市中心医院

　　　　薛卫强　青岛市黄岛区中医医院

　　　　张　红　青岛市黄岛区中医医院

　　　　杨玉静　武城县人民医院

　　　　徐惠芳　武城县人民医院

　　　　张　敏　德州市中医院

　　　　李亚杰　解放军第九六〇医院

　　　　安　玮　青岛市黄岛区第二中医医院

前　　言

临床护理工作是医疗工作的重要组成部分，护理质量直接影响着患者的安全和生活质量。随着社会的进步，护理学科的飞速发展，对临床护理的服务要求也在不断提高。

本书分内、外科护理两篇，共15章。内科涵盖呼吸系统、循环系统、消化系统、神经系统、泌尿系统、内分泌与代谢性疾病、血液系统及风湿免疫性疾病，外科涵盖心血管外科、神经外科、普通外科、胸外科、血管外科、泌尿外科及骨科等学科，比较全面地阐述了临床护理规范，着重突出了护理措施、护理问题及健康教育内容，是多位具有丰富临床护理经验的护理人员在总结工作以来的护理规范的基础上积极探索，大胆实践，去粗取精所取得的成效。希望本书的出版对促进临床护理的规范化、系统化及科学化起到一定作用。

鉴于水平和时间所限，加之编者水平和经验有限，该书编写过程中的疏漏之处在所难免，书中难免有不尽完善之处，恳请各位读者不吝赐教，提出宝贵意见。

目　录

第二篇 外科护理

第一篇　内科护理

第一章　呼吸系统疾病患者的护理

第一节　肺　炎

肺炎是常见的呼吸道疾病。按病因学分类，肺炎可分为细菌性、病毒性、支原体性、立克次体性及真菌性等，常见的肺炎有军团菌肺炎和支原体肺炎等。本节重点介绍军团菌肺炎。

军团菌肺炎是由军团菌引起的急性肺部感染，其高危人群为老人和免疫功能低下者。

军团菌可分泌含锌的金属蛋白酶，该酶可能是引起肺组织溶解破坏、形成空洞的原因。

军团菌肺炎起病时往往有乏力、肌痛或头痛的表现，有时也有咽痛、畏光和流涕。发病的 1~2d 内可发热，体温高者可超过 39℃，常伴干咳及剧烈的胸痛，有 10%~33% 的患者伴有咯血。

治疗原则以控制感染及对症治疗为主，其中以红霉素为控制感染的首选药物。

【护理措施】

（一）保持呼吸道通畅

1. 安排使胸部扩张的体位　胸痛会妨碍呼吸及有效咳嗽，影响胸部扩张，故易造成换气不足，处理的方法：

（1）使患者睡向患侧，可减轻疼痛并减少咳嗽。

（2）患者卧床时可使患者双手上举，置于床垫上，以助胸部的扩张。

2. 协助除去肺部分泌物

（1）蒸汽吸入法或喷雾疗法：肺炎患者后期痰液会变得浓稠而不易咳出，在患者咳痰前可应用蒸汽吸入或雾化吸入的方法，使者吸入小分子的水汽以稀释痰液，使痰液易于咳出。

1）蒸汽吸入：可给予患者的喉头一种温暖的刺激。在机器中加入生理盐水，加温至49℃，可重复使用。温度的刺激可促进分泌物的引流，刺激循环，缓解疼痛及肿胀，并可减轻肌肉的痉挛。

2）超声波喷雾器：利用超声波震荡的力量把水分子变为很微小的颗粒，这种小颗粒的水分子可被吸入较深的部位——肺泡，而且它可停留在上呼吸道中。在使用中可在液体中加入药物，效果更佳。

（2）叩击法：是一种蕴含轻敲与震动的技巧，当在有分泌物的肺节处叩击时，可使黏性分泌物引流至细支气管中。

使用时注意事项：

1）将手掌弯成杯形，在病变的胸廓区域处敲击。

2）叩击时要迅速而有节律地从肺底自下而上、由外向内全面地叩打。

3）叩击法常与体位引流配合进行。

4）若患者有出血倾向，不可使用此法。

5）在叩击时，若患者主诉疼痛，应立即停止。

（3）体位引流是应用重力的原理，将肺节中的分泌物引流出来。

使用时注意事项：

1）当患者情况良好时，可依胸部X线的结果，在确定积聚分泌物的肺节后，安排适当的卧位使分泌物引流出来。

2）嘱患者保持被安置的正确引流姿势5min以上。

3）若是在体位引流中患者觉得无法忍受或产生发绀、呼吸困难等现象时，应立即停止或改变体位引流。

4）在体位引流的过程中应鼓励患者做深呼吸运动，并教会患者有效咳嗽方法，如此可咳出大量的痰；若患者无法自行咳出时使用吸痰机来清除痰液。

（4）吸痰：当患者无法自行咳嗽时，必须使用机械吸痰的方法将分泌物除去。

使用时注意事项：

1）在吸痰时，护士必须严格执行无菌技术以免造成感染症。

2）在吸痰前后应让患者充分地换气或吸入氧气，若有可能，可教患者自行深呼吸1min，或用氧气约1min。

3）每次放入管子吸痰的时间勿超过10s，若要再次吸痰应休息3min后再进行。

4）抽吸管插入气管的深度不可超过10.16~20.32cm。

3. 氧疗法　当患者换气不足而造成血氧浓度过低时必须采用氧疗法，在治疗中要不断抽取动脉血做血液气体分析，根据检验结果来调节氧气的流量。注意：氧气是呼吸抑制剂，少量氧有帮助时，大量给氧是没有必要的。

4. 指导正确的深呼吸、咳嗽方法 咳嗽、吸痰、体位引流及叩击都是用来除去分泌物的方法，以维持呼吸道通畅，使肺部能获得足够的氧气。

使用时注意事项：

（1）若有可能，患者最好采取坐姿。

（2）患者若在咳嗽时感觉胸痛，护士应协助患者支持胸部。

（3）指导患者深呼吸，然后屏住呼吸数秒，在呼气时咳嗽。

（二）促进患者休息

1. 应确保患者身心两方面均得到休息。

2. 急性期必须绝对卧床休息，避免随意移动患者，给予的护理和治疗应集中在同一时间完成，使患者有充足的时间休息。

3. 必要时依医嘱给予止痛药剂，使患者的疼痛缓解，得以休息。

4. 安排适于休息的环境 环境应清凉（冬天时应温暖）、通风、无嘈杂声。

5. 护理人员的举止应冷静稳重，从容不迫，以免患者心中惶恐。

6. 盖的被子不可太重，以免妨碍呼吸和休息。

7. 限制访客及谈话。

8. 保持情绪稳定，避免情绪上的困扰。

（三）保持身体清洁，促进患者舒适

1. 肺炎患者会大量出汗，因此每日至少要进行一次床上擦浴、勤更衣与更换床单以确保皮肤完整与身体的舒适。

2. 患者常因咳嗽、痰多、用口呼吸及发热等，而有口腔干燥不适的情形，应随时注意口腔清洁，改善口腔干燥不适的症状。

（四）供给营养及液体

1. 饮食的设计必须考虑到肺炎患者的其他现存疾病。

2. 摄入高热量、高蛋白饮食。

3. 增加复合 B 族维生素及维生素 C 的补充。

4. 增加液体的补充，每天摄取量应达到 3000～4000mL（有心力衰竭者则避免给太多的水分）。

5. 实行少量多餐制。

6. 所选的食物应易于进食且易消化，进食的方式：流质饮食→软食→温和饮食。

7. 做好口腔护理，可促进食欲。

【护理问题】

1. 清理呼吸道无效 与痰液黏稠而不易咳出有关。

2. 低效型呼吸形态 与疾病致肺通气功能障碍有关。

3. 体温过高　与感染致病菌有关。

4. 活动无耐力　与疾病致体力下降有关。

5. 知识缺乏　缺乏肺炎的预防保健知识。

【健康教育】

1. 在出院前应指导患者不要过度疲劳，并要定期回门诊复查，在恢复期也需做胸部 X 线检查来评价肺脏的恢复情形。

2. 建议患者在出院后仍继续做深呼吸运动 6~8 周。

3. 肺炎常会使易感性患者再次发生呼吸道感染，故应指导患者如何预防，强调若有任何症状应及早治疗的重要性。预防传染的方法如下：

（1）患者的房间应有良好的通风，以减少空气的污染。

（2）指导患者在打喷嚏或咳嗽时用卫生纸遮住鼻腔及嘴巴。

（3）在床旁设置纸袋收集用过的卫生纸，然后加以焚烧处理；或准备有盖子的痰盒收集患者的痰液，再加热处理。

（4）在接触患者前或后，护理人员应彻底洗手。

（5）严格内科无菌制度，在急性期护理人员应戴口罩来保护自己。

（6）受葡萄球菌感染的肺炎患者需加以隔离，而受其他微生物感染的肺炎患者无需加以隔离。

（7）对前来探访的访客，应指导其该注意的事项。

4. 指导患者采用均衡饮食以增强体力。

（李凤）

第二节　支气管哮喘

支气管哮喘是气道慢性可逆性炎症引起的一种支气管反应性过度增高的疾病，炎症是导致支气管哮喘的基本原因。变态反应原、环境因素、职业性因素、药物性因素及与运动有关的原因等均与支气管哮喘的起病有联系，这些因素可引起支气管平滑肌痉挛收缩，诱发哮喘发作；哮喘反复发作后使呼吸道防御能力受损，容易继发感染；感染又因炎症反应及分泌物增多而使支气管痉挛加重，如此形成恶性循环。

支气管哮喘的主要症状是气道被激惹引起的气道阻塞、咳嗽及带有哮鸣音的呼气性呼吸困难，其症状往往于夜间和清晨加重。

当严重哮喘发作持续 24h 以上时，经一般支气管舒张药物治疗无效者，称为哮喘持续状态。此时，患者表现为极度呼吸困难、呼气费力、张口喘气、大汗淋滴、面色苍白、四肢厥冷、脉快细弱，心率每分钟可达 140 次以上，有明显发绀，严重时可出现神经精神症状及呼吸衰竭。

治疗原则为哮喘发作时应积极进行激素抗炎治疗，辅以平喘及病因治疗。

【护理措施】

（一）维持呼吸道通畅

1．支气管扩张剂　在哮喘的急性发作期，医师常会使用支气管扩张剂来治疗患者，护理人员在给药时，要注意点滴的滴速，注射速度不可超过 25mg/min，亦不可过量，以免引起恶心、心跳过速及心律不齐等现象。

2．体位引流　如果患者情况好转，适于做体位引流，则在进行过支气管扩张剂治疗后，安排患者做体位引流与叩击。按照医师听诊与胸部 X 线的检查发现，护理人员可得知叩击的部位与如何安排适当而舒适的体位，此时患者仍需继续吸氧。在休息期间，要指导患者交替做深呼吸与有效咳嗽。在体位引流过程中，患者可能会感到不舒服，需要护理人员给予支持。

3．氧疗法　哮喘或哮喘持续状态患者大多有缺氧现象。给氧的目的是尽可能把 PaO_2 提高到 70~90mmHg；给氧时，应先经水润湿并将氧气的温度调到室温，以免对气管黏膜产生刺激。一般以鼻导管的方式给氧，氧流量 2~5L/min；或者以氧气罩给氧，其氧浓度是 24%~28%。在给氧中，需细心地监测动脉血液气体分析值，以评价疗效。

4．其他　如避免饮食过度、衣着过紧、环境嘈杂等。

（二）安排合适的环境，促进患者休息

病室的环境必须加以调整，避免寒冷、过分潮湿或干燥以及空气污染的情形，平时应适当地保暖（尤以颈部保暖最重要）。为了达到身心安静的目的，应予以安置舒适体位，避免谈话，限制会客及阅读书报，以避免体力负担及精神刺激。

（三）注意观察液体和电解质的平衡

1．注意记录患者的每日摄取量与输出量　成人每日的水分摄取量应为 3000mL，治疗脱水的指征是维持患者尿量每小时 50mL 为原则。

2．监测血清中电解质的浓度。

3．观察水、电解质不平衡的征象与症状（①~⑦是脱水的症状，⑧~⑩是低血钾症的症状）。

①皮肤干燥，缺乏弹性。

②黏膜干涸，有舌苔。

③眼眶凹陷，无精打采。

④体重急速减轻。

⑤血压下降，脉搏增快。

⑥少尿或无尿。

⑦末梢静脉充填时间延长（手抬高、放下后静脉血应在 3～5s 内回注）。

⑧进行性虚弱，血钾过低会减少神经肌肉的传导功能，使骨骼肌无力，最终导致弛缓性麻痹。

⑨平滑肌瘫痪时，则可发生腹胀或肠阻塞、麻痹性肠梗阻等。

⑩反射减弱，表情淡漠。

⑪食欲不振、恶心、呕吐。

⑫呼吸困难且急促，潮气量减少。

（四）保持身体清洁

1. 保持口腔清洁，如有痰应协助或鼓励患者咳出，并于咳痰后以温和漱口剂漱口。

2. 保持身体皮肤的干燥、清洁与舒适　患者常会大量出汗，故每天至少以温水沐浴一次，勤更衣，并保持床单的干燥。

（五）给予心理支持

1. 在急性发作期，医护人员处理患者的症状时，态度要沉着冷静，给予患者安全感。

2. 给予适当安慰，以手轻拍患者背部，并给予适当的解释与保证。

3. 在哮喘急性发作期，患者会产生焦虑，焦虑会使需氧量增加，且二氧化碳废物的产生也增加，故在不威胁患者换气的情况下，可依医嘱给予患者少量的镇静剂。

【护理问题】

1. 气体交换受损　与疾病致肺通气（换气）功能障碍有关。

2. 睡眠形态紊乱　与心悸、憋气有关。

3. 焦虑、恐惧　与担心疾病预后有关。

4. 清理呼吸道无效　与痰液黏稠，不易咳出有关。

5. 活动无耐力　与疾病致体力下降有关。

6. 知识缺乏　缺乏支气管哮喘的预防保健知识。

【健康教育】

预防复发与发作时的紧急处理：

1. 环境的控制　一般引起哮喘的是家中的灰尘，这些灰尘大多散布在地毯、家具、窗帘及床上等，应常常清扫，尤其患者的房间，要使其灰尘量达到最低。另外，注意气候的变化，最好家中有空调设备，避免冷空气的刺激；访客或家人不可在患者所在的房内抽烟；若家中养有宠物，应养在室外并在窗户上装纱窗。最理想的方法，就是尽可能找出引起哮喘的过敏原。

对内因性哮喘的患者，则应防止患者发生呼吸道的感染，若已有慢性鼻窦炎、鼻息肉与扁桃腺炎应积极治疗，以免诱发哮喘。

2. 松弛与呼吸运动　松弛运动可让患者的肌肉紧张程度减低，肌肉松弛后可减少耗氧量、二氧化碳的产生及呼吸速率。

哮喘时必须特别注意用力呼气，因为它可能引起呼吸道凹陷萎缩，因此，呼气的重点是慢速地呼吸并改善呼吸的深度。缩唇呼吸就是一种非常有效的方法，它可减慢呼气的速率并能防止呼吸道发生凹陷。

3. 有利换气的姿势　在呼吸困难发生时，患者可采取坐位或半坐卧位，身体前倾，并以床旁为支撑，从而使呼吸感到舒畅。身体前倾可帮助辅助性呼吸肌的使用，如腹部、颈部、背部和胸部的肌肉。除了给患者介绍各种姿势外，还需指导患者如何放置枕头、支撑物、垫物等，使患者能够维持姿势而不觉疲累或不适。

4. 控制呼吸速率　呼吸困难常会使患者消耗体能，而且使呼吸频率愈来愈快，过快的呼吸速率会增加耗氧量并导致呼吸道阻塞。应教会患者一些控制呼吸的方法，如横膈膜式呼吸；或者护理人员可先随着患者的呼吸速率一起呼吸，然后让患者试着随护理人员的速率呼吸，此时，护理人员渐渐减慢呼吸速率，直到患者呼吸速率减慢为止。

5. 药物　在急性发作期主要靠一些药物来缓解症状，包括肾上腺素、抗组胺类药、肾上腺皮质素等。支气管扩张剂的给法有口腔吸入、静脉或皮下注射等，护理人员应依医嘱以正确的方法给予正确的药物、剂量，并观察治疗的效果。

出院后，某些患者仍需靠着支气管扩张剂来维持正常的肺功能并预防哮喘的发作，因此在患者出院前，护理人员必须指导患者使用喷雾制剂的正确吸入方法，以免其过度使用而发生反弹性支气管痉挛与产生抗药性。

（李凤）

第三节　支气管扩张

支气管扩张是一种常见的慢性支气管疾病，是由于支气管管壁损伤后变形和持久的扩张所致。本病多发生于青年和儿童，男性多于女性。

支气管扩张的主要病因是支气管和肺脏的感染和支气管阻塞。感染损害了支气管管壁各层组织，削弱了它的弹性。炎症的黏稠分泌物、异物、肿瘤致支气管部分或完全阻塞引起肺不张，因胸腔内负压对病肺的牵引，助长了支气管的扩张。

临床上典型症状为慢性咳嗽、咳大量脓痰、间断咯血及反复肺部感染。咯血是支气管扩张的临床特征之一。据文献报道，约90%的患者有不同程度的咯血。

治疗原则为积极防治呼吸道感染，清除脓痰，保持呼吸道通畅。必要时手术切除。

【护理措施】

（一）维持呼吸道通畅

1. 必要时给氧治疗　患者若出现呼吸困难及血氧不足的情况，依医嘱给予氧气吸入，并在给氧后定时进行动脉血液气体分析，以了解治疗的效果，作为调整治疗的依据。

2. 体位引流　对支气管扩张的主要治疗措施是每天做体位引流，以清除支气管内的分泌物，预防分泌物积存而导致发炎及肺膨胀不全，并可减少病原菌生长的机会。

（二）提供安静舒适的环境，以促进休息

患有严重支气管扩张或急性呼吸道感染的患者应卧床休息，且应避免疲倦及发冷。

1. 保持室内空气流通。

2. 调节适当的湿度与室温。

3. 除去刺激及诱发咳嗽的因素。

4. 除去室内臭味，使用防臭、除臭剂，除去痰臭。

（三）给予口腔护理

患者因为有大量痰液产生，所以在吃饭前应先清洁口腔，而且也要保持口腔清洁，可在咳痰后用清水或漱口剂彻底漱口。

【护理问题】

1. 清理呼吸道无效　与大量脓痰、痰液黏稠、支气管引流不畅有关。

2. 气体交换受损　与大量脓性痰液阻塞呼吸道、痰液积存在支气管内而导致支气管阻塞及肺部换气与灌流分布改变有关。

3. 恐惧、焦虑　与长期反复感染、病程长、反复咯血或突然大咯血、窒息有关。

4. 有窒息的危险　与反复中等量或大量咯血而导致呼吸道梗阻有关。

5. 潜在并发症　出血。

【健康教育】

应让支气管扩张的患者充分了解自己的疾病，并让其参与处理疾病的计划，包括戒烟、饮食及保暖等。另外，患者还需清楚地知道如何避免再发，如何防止其病况恶化。

1. 避免上呼吸道的刺激　应避免上呼吸道感染及暴露在污染的空气中，指导患者不要抽烟，或处在尘烟多的环境中。

2. 补充营养，增强体力　营养的摄取会受到频繁的咳嗽及痰液产生的影响，咳嗽会导致恶心与呕吐，而痰臭常会使患者食欲不振；对慢性肺疾病的患者而言，最需要足够的营养摄取，以增强免疫力，所以饮食方面应注意：

（1）给予高热量、高蛋白、高维生素的饮食。

（2）鼓励患者多喝开水，以保持水分及电解质的平衡。

（3）饮食应采取少量多餐，避免刺激性食物引起咳嗽。

3. 保暖　患者要居住在温暖、干燥的环境中。

4. 避免呼吸道的感染　不要接触患有流行性感冒或有呼吸道感染的人，若有症状出现时，应尽快求医。

5. 其他　支气管扩张的患者常会受到细菌的感染，为了不使患者病情恶化或产生并发症，需要清楚地了解抗生素治疗的重要性，一旦发觉咳嗽的形态改变而且痰量也增加时，应立即求医，及时服用抗生素，以便在 5～7d 将感染控制住，并且此后仍需继续服用抗生素一段时间，直到痰液量减少为止。

（刘菲菲）

第四节　慢性阻塞性肺疾病

慢性阻塞性肺疾病（COPD）简称慢阻肺，是一种以持续性气流受限为特征的可以预防和治疗的常见疾病，气流受限不完全可逆，呈进行性发展，与气道和肺脏对有毒颗粒或有害气体的慢性炎性反应增强有关。

慢性阻塞性肺疾病的早期症状是早晨有轻微的咳嗽，在运动时会有轻微的呼吸短促的现象，但患者并不会去在意它，因为患者常会自然而然地减少活动以代偿呼吸短促的情形，渐渐地，患者会因换气上的问题而产生心理、生理与社会三方面的问题。随着疾病的发展，患者会感到害怕、紧张、受挫折、震惊，由于疾病所带来的疲倦、呼吸短促与活动限制将会导致患者无法胜任工作、社会活动受到限制及感到被社会所隔离与心情抑郁，所以在护理上最重要的就是要减轻患者的焦虑。

【护理措施】

1. 气体交换受损的护理

（1）休息与活动：中度以上 COPD 急性加重期患者应卧床休息，协助患者采取舒适体位，极重度患者宜采取身体前倾位，使辅助呼吸肌参与呼吸。视病情安排适当的活动，以不感到疲劳、不加重症状为宜。室内保持合适的温、湿度，冬季注意保暖，避免直接吸入冷空气。

（2）病情观察：观察咳嗽、咳痰及呼吸困难的程度，监测动脉血气分析和水、电解质、酸碱平衡情况，警惕呼吸衰竭和自发性气胸等并发症的发生。

（3）氧疗护理：呼吸困难伴低氧血症者，遵医嘱实施控制性氧疗。一般采用鼻导管持续低流量吸氧，氧流量 1~2L/min，应避免吸入氧浓度过高而引起二氧化碳潴留。提倡长期家庭氧疗，氧疗有效的指标：患者呼吸困难减轻，呼吸频率减慢，发绀减轻，心率减慢，活动耐力增加。

（4）用药护理：遵医嘱应用抗生素、支气管舒张药和祛痰药，注意观察疗效及不良反应。

（5）呼吸功能锻炼：COPD 患者需要增加呼吸频率来代偿呼吸困难，这种代偿多数依赖于辅助呼吸肌参与呼吸，即胸式呼吸。然而胸式呼吸的效能低于腹式呼吸，患者容易疲劳，因此，护士应指导患者进行缩唇呼吸、膈式或腹式呼吸、吸气阻力器的使用等呼吸训练，以加强胸、膈呼吸肌的肌力和耐力，改善呼吸功能。

1）缩唇呼吸：缩唇呼吸的技巧是通过缩唇形成的微弱阻力来延长呼气时间，增加气道压力，延缓气道塌陷。患者闭嘴经鼻吸气，然后通过缩唇（吹口哨样）缓慢呼气，同时收缩腹部。吸气与呼气时间比为 1:2 或 1:3。缩唇的程度与呼气流量：以能使距口唇 15~20cm 处、与口唇等高水平的蜡烛火焰随气流倾斜又不熄灭为宜。

2）膈式或腹式呼吸：患者可取立位、平卧位或半卧位，两手分别放于前胸部和上腹部。用鼻缓慢吸气时，膈肌最大程度下降，腹肌松弛，腹部凸出，手感到腹部向上抬起。呼气时经口呼出，腹肌收缩，膈肌松弛，膈肌随腹腔内压增加而上抬，推动肺部气体排出，手感到腹部下降。

另外，可以在腹部放置小枕头、杂志或书帮助训练腹式呼吸。如果吸气时物体上升，证明是腹式呼吸。缩唇呼吸和腹式呼吸每天训练 3~4 次，每次重复 8~10 次。腹式呼吸需要增加能量消耗，因此只能在疾病恢复期或出院前进行训练。

2. 呼吸道的护理

（1）保持呼吸道通畅：及时清除呼吸道分泌物，保持呼吸道通畅，是改善通气、防止和纠正缺氧与二氧化碳潴留的前提。根据患者的情况选择合适的胸部物理治疗，必要时协助医生建立人工气道。

1）湿化气道：痰多黏稠、难以咳出的患者需多饮水，以达到稀释痰液的目的。也可遵医嘱每天进行雾化吸入治疗。这种疗法适用于痰液黏稠不易咳出者。

2）有效咳痰：晨起时咳嗽，可排出夜间聚积在肺内的痰液；就寝前咳嗽、排痰有利于患者的睡眠。咳嗽时，患者取坐位，头略前倾，双肩放松，屈膝，前臂垫枕，如有可能应使双足着地，有利于胸腔的扩展，增加咳痰的有效性。咳痰后恢复坐位，进行放松性深呼吸。深呼吸和有效咳痰还有助于防止和减少肺不张、肺炎的发生。

3）协助排痰：护士或家属协助给予胸部叩击和体位引流，有利于分泌物的排出。也可用特制的按摩器协助排痰。

4）机械吸痰：适用于痰液黏稠无力咳出、咳嗽反射减弱或消失及意识不清的患者。可经口、鼻或建立人工气道进行负压吸引。

（2）用药护理：注意观察药物疗效和不良反应。①止咳药：喷托维林是非麻醉性中枢镇咳药，不良反应有口干、恶心、腹胀、头痛等。②祛痰药：溴己新偶见恶心、转氨酶增高，消化性溃疡者慎用；盐酸氨溴索是润滑性祛痰药，不良反应较轻。

（3）病情观察：密切观察咳嗽、咳痰的情况，包括痰液的颜色、量及性状，以及咳痰是否顺畅。观察体温变化、呼吸困难情况。

3. 焦虑的护理

（1）去除产生焦虑的原因：COPD 患者因长期患病、社会活动减少、经济收入降低等因素失去自信，易形成焦虑和抑郁的心理状态，部分患者因此不愿意配合治疗，护士应帮助患者消除导致焦虑的原因。

（2）帮助患者树立信心：护士应针对患者及其家属对疾病的认知和态度以及由此引起的心理、性格、生活方式等方面的改变，与患者和家属共同制订和实施康复计划，消除诱因，定期进行呼吸肌功能锻炼，坚持合理用药，减轻症状，增强战胜疾病的信心。

（3）指导患者放松技巧：教会患者缓解焦虑的方法，如听轻音乐、下棋、做游戏等娱乐活动，以分散注意力，减轻焦虑。

4. 活动无耐力的护理　中、重度患者应休息，病情缓解后应逐渐增加全身活动。

【护理问题】

1. 清理呼吸道无效　与痰液过多或黏稠、咳嗽无力、不能消除呼吸道分泌物有关。

2. 气体交换受损　与支气管痉挛等导致通气功能障碍、肺组织弹性降低、肺膨胀不全、炎症使肺血管损害导致肺残气量增加、出现通气/血流比值失调等因素有关。

3. 有感染的危险　与黏液增加和清理呼吸道不足、机体免疫力低、长期应用抗生素致使菌群失调导致二重感染等因素有关。

4. 自理能力缺陷　与长期卧床有关。

5. 睡眠形态紊乱　与心悸、憋气有关。

6. 焦虑、恐惧　与担心疾病预后有关。

7. 活动无耐力 与疾病致体力下降有关。

8. 知识缺乏 缺乏 COPD 预防保健知识。

9. 营养失调 低于机体需要量,与慢性疾病消耗有关。

【健康教育】

1. 营养

(1) 摄入高热量、高蛋白饮食。

(2) 鼓励少量多餐。

(3) 指导患者勿吃产气性食物,如豆子、空心菜。

(4) 鼓励患者多吃高纤维性的食物;若患者没有心脏方面的问题,应鼓励患者喝足量的水(每天至少 3000mL),以防产生便秘。

2. 药物 一般服用的药物有支气管扩张剂、祛痰剂、抗生素、抗过敏药物、类固醇等,视患者需带回继续服用的药物种类,指导患者服药的剂量、时间、方法,并告诉患者有关药物的作用与不良反应,以及注意事项。

3. 预防再度发作

(1) 指导患者预防感染的方法,勿进出有感染源的公共场所及接触有上呼吸道感染的人。

(2) 勿暴露在有尘埃、空气污染或有刺激性的挥发性化学药品的环境中。

(3) 避免暴露在寒冷潮湿的环境中。

(4) 增加免疫力:适当休息,足够的营养与维生素 C 的摄取,保持口腔清洁。

4. 指导患者在日常生活中继续做呼吸运动与适量活动。

5. 鼓励患者戒烟,并把戒烟成功的案例介绍给患者,指导其戒烟的方法。

6. 告知患者必须定期回门诊复查,若发现有轻微呼吸道感染的症状时,应立即就医。

(薛丹)

第五节 支气管肺癌

支气管肺癌(以下简称肺癌)的病因至今未明,一般认为与吸烟和环境因素、慢性呼吸道疾病及遗传因素等有关。

癌细胞起源于支气管黏膜或腺体,向支气管腔内生长或沿支气管黏膜下蔓延,导致黏膜增粗、变厚,管腔变窄,形成肿块。

临床表现为咳嗽、咯血或血痰、胸痛、发热、气急等。

治疗原则为手术治疗、化学治疗、放射治疗，并配合中医治疗。肺癌的预后较差，易复发及转移，应坚持早期发现、早期诊断、早期治疗的原则。

【护理措施】

肺癌患者有的接受过放射线疗法、化学疗法及手术治疗，此处只介绍有关肺癌晚期患者的护理。

（一）改善呼吸状况

1. 保持患者身心安静。

2. 安排利于呼吸的体位，半坐卧位或坐位。

3. 减少衣服和被子的压迫。

4. 限制谈话。

5. 给予氧气吸入。

（二）补充营养，观察脱水情形及注意输出入量平衡

1. 准备患者喜爱的食物，少量多餐以维持体力。

2. 若患者有恶心、呕吐的情形应禁食，以免加重其不快感。

3. 记录患者的出入量，补充足够的液体，以防脱水。

（三）减轻疼痛

1. 给予精神支持，减少用药的心理需要。

2. 依医嘱给予止痛剂。

3. 注意用药后的反应。

4. 咳嗽时，可以手支托胸部，以减少胸痛的发生。

（四）心理支持

1. 注意患者的心理反应和精神状态。

2. 对患者的心理反应及心理问题进行护理。

3. 患者往往需要深度的关怀和精神支持，护理人员应以真诚的态度，随时表现出对患者的关心。

【护理问题】

1. 气体交换受损 与肿瘤阻塞呼吸道、继发感染有关。

2. 恐惧 与癌性疼痛及认为治疗无望等有关。

3. 疼痛 与肿瘤压迫或转移有关。

4. 营养失调 低于机体需要量，与癌肿致机体过度消耗、化疗反应、摄入量不足等有关。

【健康教育】

1. 自手术中恢复的肺癌患者，必须确实了解呼吸运动与全关节运动的重要性，出院后仍需继续执行。

2. 指导保持个人卫生

（1）能维持病室的整洁及身体清洁；身体虚弱者，应给予床上擦浴。

（2）常漱口，以去除痰臭及血腥味（咯血者）。

3. 指导摄入高热量、高蛋白饮食，少量多餐。

4. 患者必须了解预防呼吸道感染的重要性，一旦发生呼吸道感染的早期征兆，应立即返院就医。

5. 患者要知道返院门诊以及定期检查的时间。

（刘菲菲）

第六节　肺结核

肺结核是由结核杆菌感染肺组织所引起的慢性传染病。结核杆菌主要通过呼吸道传播，在人体免疫力低下或大量毒力强的结核杆菌侵袭时才发病。结核杆菌感染人体后，类脂质能引起病变部位单核细胞增多及上皮样细胞和淋巴细胞浸润，形成结核结节。

主要临床表现为午后低热、夜间盗汗、消瘦、乏力、食欲不振、咳嗽及咯血等。

治疗肺结核以应用抗结核化学药物治疗（简称化疗）及营养支持为主要疗法，用药以早期、规律、全程、联合和适量为原则。

【护理措施】

1. 一般护理　为患者提供空气新鲜、阳光充足、安静的休养环境，给予高热能、高蛋白、多维生素的饮食，如牛奶、禽蛋、鱼肉、豆制品、新鲜蔬菜和水果等。每日测量体温 4 次，尤应注意午后的温度。鼓励患者多饮水，每日3000mL 左右。盗汗的患者做好皮肤护理，并及时更换床单及衣裤。

2. 症状的观察和护理　观察痰的颜色、有无血痰和咯血的征象。如发现痰中带血或咯血，及时通知医生，并留取痰标本送检。若痰菌检验结果阳性，应将患者转到结核病防治所治疗。患者的痰液应吐在纸上烧掉或吐在痰杯里用20%漂白粉溶液浸泡 6~8h 后灭菌处理。

3. 药物治疗及不良反应的观察和护理　在抗结核用药上要指导患者遵医嘱有规律地长期服药，严格掌握用药的剂量、方法及时间，观察不良反应。常用的抗结核药有链霉素、利福平、乙胺丁醇、异烟肼、吡嗪酰胺、对氨基水杨酸钠及卡那霉素等。这些药物的不良反应分述如下：

（1）链霉素：一般为肌内注射。当患者出现眩晕、耳鸣及听力减退时应及时报告医生，调整用药。

（2）利福平：空腹口服。尿液呈红色为正常现象。对肝肾有毒性损害。

（3）乙胺丁醇：口服。久用对视神经有损伤，患者常主诉视物模糊。早期改药，症状可恢复。

（4）异烟肼：口服。主要不良反应是周围神经炎及肝功能异常。

（5）吡嗪酰胺：口服。不良反应有关节痛，对肝毒性较大。

（6）对氨基水杨酸钠：避光静脉使用。不良反应为严重的胃肠道反应及变态反应。

（7）卡那霉素：肌内注射使用。对第8对脑神经有损伤，患者可出现听力障碍及肾功能异常。抗结核治疗是一个长期的过程，一般需6～9个月或更长时间，应指导患者坚持按时服药，定期复查。

【护理问题】

1. 体温过高　与结核杆菌感染有关。

2. 有窒息的危险　与血管损伤、空洞内血管破裂有中等量咯血、空洞壁上大血管破裂引起大咯血引流不畅有关。

3. 焦虑、恐惧　与被诊断为肺结核，当严重症状出现时感到生命受到死亡的威胁有关。

【健康教育】

1. 加强心理咨询，掌握患者心理动态，告诉患者只要积极配合治疗，本病是可以治愈的。

2. 对患者及家属进行卫生宣传教育，普及结核病防治知识，养成不随地吐痰、有痰吐在纸上然后焚烧的习惯。患者咳嗽、打喷嚏时应以手帕掩住口鼻，以防飞沫传播，并及时消毒手帕。食具应煮沸消毒10～15min，用过的被服、书籍在烈日下曝晒4～6h灭菌。

3. 锻炼身体，增强机体的免疫力，一旦感染了结核菌，也可因强健的身体、良好的免疫功能将细菌消灭而不致发病。

4. 新生儿应接种卡介苗，以提高免疫力。

（王霞）

第七节　呼吸衰竭

当人体的气体交换发生严重障碍，不能维持正常的氧合功能，不能排出代谢所产生的二氧化碳时，即为呼吸衰竭（简称呼衰）。呼衰可分为两型：单纯低氧血症，PaO_2低于8kPa（60mmHg），$PaCO_2$正常或低于正常，为Ⅰ型呼衰；Ⅱ型呼衰为低氧血症伴二氧化碳潴留，此时 $PaCO_2$ 超过 6.67kPa（50mmHg）。

引起呼吸衰竭的主要原因为支气管肺疾病，其次有神经肌肉疾病、胸廓病变及成人呼吸窘迫综合征等。上述疾病可导致肺泡通气不足、肺内气体弥散障碍、通气/血流比例失调和静动脉分流量增加，发生缺氧和二氧化碳的潴留。

主要临床表现为呼吸困难、发绀及神经系统症状；缺氧时患者表现为判断力减退、记忆力降低、焦虑不安、失眠、眩晕；高碳酸血症时患者表现为头痛、嗜睡、昏迷、谵语、幻听、幻视及烦躁不安等。

为保持呼吸道通畅，应积极控制原发病及进行合理的氧气治疗。

【护理措施】

（一）一般护理

1. 休息与活动　根据病情，指导患者安排适当的活动量。指导患者在活动时尽量节省体力，帮助患者制订减轻呼吸困难，同时增强生活自理能力的计划。

2. 协助和指导患者取半卧位或坐位，促进和指导患者进行有效的呼吸，如趴伏在床上桌，借此增加辅助吸气肌的效能，促进肺膨胀。指导、教会病情稳定的患者缩唇呼吸，通过腹式呼吸时膈肌的运动和缩唇呼吸促使气体均匀而缓慢地呼出，增加肺的有效通气量，以减少肺内残气量，改善通气功能。

（二）病情观察与抢救

密切观察患者呼吸困难的程度，评估患者的呼吸频率、节律和深度、使用辅助呼吸肌的情况。定时听诊肺部，监测生命体征，评估有无异常呼吸音、有无咳嗽以及能否有效地咳痰，并记录痰的色、质、量。正确留取痰液检查标本，发现痰液出现特殊气味，痰液的量、色及黏稠度等发生变化，应及时与医生联系，以便调整治疗方案。监测动脉血气分析值。评估意识状况及神经精神症状，观察缺氧及二氧化碳潴留的症状和体征，观察有无肺性脑病症状，如有异常应及时与医生联系。昏迷患者还要检查瞳孔大小及对光反射、肌张力、腱反射及病理征等情况，发现病情变化及时抢救，迅速准备好有关抢救用品，及时准确地做好各项抢救配合，赢得抢救时机，提高抢救成功率。预测患者是否需要面罩、气管插管或气管切开行机械辅助呼吸，同时要做好患者家属的心理护理。

（三）氧疗的护理

合理的氧疗是治疗呼吸衰竭的重要手段，在保持呼吸道通畅的前提下，吸氧可以纠正低氧血症，减轻心脏负荷。一般用鼻导管、鼻塞或空气稀释面罩吸氧，多数患者适应鼻导管或鼻塞，不影响咳痰与进食，合适的吸氧浓度应根据患者动脉血气测定来调整。

1. Ⅰ型呼吸衰竭　无二氧化碳潴留，中枢对二氧化碳有正常的反应性。根据缺氧的轻、中、重度程度，可分别给予低浓度到高浓度吸氧，即 1～5L/min。

2. Ⅱ型呼吸衰竭　患者低氧且伴有二氧化碳潴留，呼吸中枢对二氧化碳的敏感性降低，主要靠缺氧来刺激，只能采取控制性给氧措施，即持续低流量吸氧，$1 \sim 2L/min$。

3. 若发生急性呼吸衰竭，如呼吸心跳骤停、电击、溺水、中毒后呼吸抑制，成人呼吸窘迫综合征等，应给予50%以上高浓度氧或行高压氧治疗。

4. **鼻导管吸氧**　应选择柔软、粗细适宜的导管，管的前端应有多处侧孔，以分散气流。插入的深度相当于患者鼻尖到耳垂的2/3长度，每 $12 \sim 24h$ 更换一根，防止分泌物堵塞。鼻塞吸氧，应保证鼻塞大小以恰能塞住鼻孔为宜。吸收氧浓度的计算方法是：$O_2\% = 21 + 4 \times$ 每分钟氧流量（L）。

5. 吸入的气体必须经过湿化，减少干燥气体对黏膜的刺激，导管和湿化瓶要定期消毒，每日更换湿化液，防止细菌生长。

总之，合理的氧疗可缓解症状，反之则产生毒不良反应，甚至危及生命。密切观察病情变化，注意患者的神志、呼吸频率和节律、发绀程度、脉搏、心率和血压的变化，准确记录出入量，观察肾功能和心功能情况，注意呕吐物及大便的颜色、性状。如发现有消化道出血，应及时上报医生采取相应措施。倘若患者经吸氧仍不能纠正低氧血症和二氧化碳潴留，则应考虑使用呼吸器治疗。

（四）心理护理

教会患者自我放松等各种缓解焦虑的办法，让患者说出或写出引起或加剧焦虑的因素，以缓解呼吸困难，改善通气。

（五）用药护理

1. 按医嘱正确给药，并密切观察其不良反应：①茶碱类、β_2 受体兴奋剂等药物能松弛支气管平滑肌，改善通气功能，减少呼吸道阻力，缓解呼吸困难。指导、教会患者正确使用支气管解痉气雾剂，以减轻支气管痉挛。②呼吸兴奋剂如尼可刹米，能改善通气，减轻二氧化碳潴留。使用此类药时应注意保持呼吸道通畅，原因是呼吸中枢兴奋剂在改善通气的同时可增加呼吸功能，增加氧耗量和二氧化碳的产生量，所以，静滴时速度不宜过快，应适当提高吸入氧浓度，及时观察神志以及呼吸频率、幅度的变化，若出现恶心、呕吐、烦躁、面色潮红、肌肉颤动、皮肤瘙痒等现象，应减慢滴速并及时通知医生减量，严重者应及时停药。③因Ⅱ型呼吸衰竭患者常因呼吸困难、痰液黏稠且量多等导致夜间失眠，缺氧或二氧化碳潴留引起烦躁不安，所以护士在执行医嘱时应结合临床表现给予判断，以防止导致呼吸抑制的严重后果。Ⅱ型呼吸衰竭患者禁用对呼吸有抑制作用的药物，如吗啡等；慎用其他镇静剂，如地西泮等。

2. 按医嘱正确使用抗生素，以控制肺部感染。密切注意观察疗效与不良反应。

（六）机械通气

发生呼吸衰竭时，早中期进行无创通气治疗效果显著。

【护理问题】

1. 气体交换受损 与疾病致肺换气障碍有关。

2. 清理呼吸道无效 与气管插管致不能咳痰有关。

3. 生活自理能力缺陷 与长期卧床或气管插管有关。

4. 营养失调 低于机体需要量，与慢性疾病消耗有关。

5. 活动无耐力 与疾病致体力下降有关。

6. 焦虑、恐惧 与担心疾病预后有关。

7. 便秘 与长期卧床致肠蠕动减慢有关。

8. 语言沟通障碍 与气管插管致失音有关。

9. 有皮肤完整性受损的危险 与长期卧床有关。

【健康教育】

1. 注意休息，生活规律，戒烟、酒，少去人多的场所。

2. 进行适当的体育锻炼，增强自身体质。

3. 饮食宜少量多餐，应进食高蛋白、高热量、低脂肪的饮食。

4. 指导患者缩唇式呼吸及腹式呼吸，改善通气。

5. 避免受凉，预防呼吸道感染。

（安玮）

第八节 胸膜炎及胸腔积液

胸膜是一层浆膜，覆盖于肺表面及胸廓内侧面，分别称为脏层及壁层胸膜，两层胸膜围成一个间隙，称为胸膜腔。在正常情况下，胸膜腔内仅含少量浆液，起润滑作用，可减少两层胸膜间的摩擦，防止黏连。任何病理原因加速浆液的产生或减少其吸收时，就会出现胸腔积液。胸膜炎是胸膜的炎症，可由于感染（细菌、病毒、霉菌、阿米巴、肺吸虫等）、肿瘤、变态反应、化学性和创伤性等多种疾病所引起。在细菌感染所致的胸膜炎中，结核性胸膜炎最为常见。本病多见于青年人和儿童。

结核性胸膜炎一般起病较急，症状轻重不一，临床主要可分为干性（纤维性）胸膜炎、渗出性胸膜炎。

【护理措施】

（一）保持呼吸道通畅

1. 给予舒适的体位，抬高床头，健侧半卧位。

2. 指导患者进行腹式深呼吸，每日于餐前半小时及睡前做 4 次有效咳嗽运动，然后休息 15～30min，并解释咳嗽运动对清洁肺部的重要性。

3. 协助医生施行胸腔穿刺抽液术，以减轻对心肺的压迫。

4. 遵医嘱给氧，并保持鼻导管通畅。

5. 鼓励患者增加活动，防止肺功能受损；鼓励下床活动，可增加肺活量。经常进行呼吸训练，可减少胸膜黏连的发生。

6. 鼓励患者积极排痰，保持呼吸道通畅。

（二）加强营养支持疗法，促进康复

1. 给予易消化的高热量、高蛋白、高维生素饮食，以补充胸腔积液丢失的蛋白。

2. 急性期高热、胸腔积液过多时，更应加强营养，并鼓励患者多饮水，保持水电解质平衡。

3. 避免进食太冷、太甜及刺激性食品。

（三）做好心理护理，使患者保持心情愉快

1. 胸腔穿刺抽液时严格无菌操作，除仔细观察患者病情变化外，术前应做好解释工作，避免患者精神紧张。

2. 患者因疼痛等产生焦虑时，可用听音乐、听广播、看书、看报等分散注意力的方法消除顾虑，减轻疼痛。

3. 向患者进行健康宣教，如疾病知识的宣教，解释胸膜炎的性质、有关病因和症状，可消除对疾病的顾虑，保持健康心态。

4. 鼓励患者详细说出其不安的想法和感受，以识别和表达其感受，并主动听取患者的不适主诉，为患者提供舒适。

5. 保持周围环境安静、清洁、舒适、安全，减少因周围环境刺激而产生的焦虑，减少加重疼痛的语言或非语言刺激。

6. 向患者说明该病是慢性病，容易复发，治疗时间长，要坚持用药，根据医生的指导完成用药疗程。

（四）治疗知识指导

1. 采用合理抗结核治疗。

2. 大量胸腔积液时胸腔穿刺抽液。

【护理问题】

1. 胸痛 与炎性刺激两层胸膜互相摩擦有关。

2. 气体交换受损 与胸腔积液过多压迫肺组织有关。

3. 焦虑 与疾病诊断不明有关。

4. 活动无耐力 与胸痛、呼吸困难有关。

【健康教育】

1. 预防肺部感染，保存肺功能。

2. 适当增加活动，以防失去肺功能。

3. 进行呼吸功能锻炼，增加肺活量。

4. 增加营养，坚持药物治疗。

（王霞）

第二章 循环系统疾病患者的护理

第一节 冠心病

一、心绞痛

心绞痛是一种由于冠状动脉供血不足，导致心肌急剧的、暂时的缺血与缺氧所引起的，以发作性胸痛或胸部不适为主要表现的临床综合征。心绞痛一般分为劳累性心绞痛、自发性心绞痛、混合性心绞痛三大类。劳累性心绞痛的发作常由于体力劳动或其他增加心肌需氧量的因素而诱发，休息或含服硝酸甘油后可迅速缓解；自发性心绞痛的发作与心肌需氧量增加无明显关系，常与冠状动脉血流储备量减少有关，疼痛程度较重，时限较长，不易为硝酸甘油所缓解；混合性心绞痛具有劳累性和自发性两类心绞痛的特点，为冠状动脉狭窄使冠状动脉血流储备量减少，而这一血流储备量的减少又不固定。

【护理措施】

1. 一般护理　心绞痛发作时应立即停止活动，同时舌下含服硝酸甘油。缓解期可适当活动，避免剧烈运动，保持情绪稳定。平时携带保健药盒，注意硝酸甘油等药物需避光保存，定期更换，以备急用。秋、冬季外出时应注意保暖，以防冠状动脉收缩，加重心肌缺血。对吸烟患者应鼓励戒烟，以免加重心肌缺氧。

2. 病情观察　了解患者发生心绞痛的诱因，发作时疼痛的部位、性质、持续时间、缓解方式、伴随症状等。发作时应尽可能描记心电图，以明确心肌供血情况。如出现疼痛频繁发作、程度加剧、持续时间延长、休息或药物不能缓解或休息时发作等情况，应警惕此为急性心肌梗死的先兆表现，及时通知医师。

3. 观察药物不良反应　应用硝酸甘油时，嘱咐患者舌下含服，或嚼碎后含服。应在舌下保留一些唾液，以利药物迅速溶解而吸收。含药后应平卧，以防低血压的发生。服用硝酸酯类药物后常有头涨、面红、头晕、心悸等血管扩张的表现，一般持续用药数天后可自行好转。

4. 饮食护理　宜进食低热量、低动物脂肪、低胆固醇、少糖、少盐、适量蛋白质及纤维素和丰富的维生素饮食，宜少食多餐，不宜过饱，不饮浓茶、咖啡，避免辛辣刺激性食物。

【护理问题】

1. 疼痛 胸痛，与心肌缺血、缺氧有关。

2. 低效型呼吸形态 与急性疼痛及心肌缺血时左室收缩力减弱导致肺瘀血有关。

3. 焦虑 与患者对疾病缺乏认识及胸痛等不适有关。

4. 活动无耐力 与胸痛、焦虑、缺氧有关。

5. 知识缺乏 与对心绞痛的疾病过程、治疗和危险因素不了解、缺少指导有关。

6. 潜在并发症 心律失常、急性心肌梗死。

【健康教育】

适度活动与休息对心绞痛患者很重要，休息可减轻心脏负荷，降低心肌需氧量；而适度活动可以减轻体重，降低体内三酰甘油，还可以促进冠脉循环，加强心血管的适应能力。

1. 合理安排活动与休息

（1）平时最好的活动是散步、上下楼梯、打太极拳、做缓和的健身操等，应避免剧烈活动及竞赛性运动，在两次活动之间给予充足的休息时间。

（2）若患者在活动后出现脉搏增快、呼吸困难、胸痛等不适，应立即停止活动，并以此作为限制最大活动量的指征。

（3）按心绞痛发作的规律，在必要的体力活动前含服硝酸甘油片，以预防发作。

（4）活动量需逐渐增加，以不引起症状为原则。

（5）避免重体力劳动、精神过度紧张的工作或过长的工作时间。

（6）鼓励患者多进行室外活动，指导患者避免体位的突然改变。

（7）鼓励 A 型性格的人减轻压力，放松身心，安排充足的休闲生活。

2. 饮食指导

（1）避免高胆固醇食物的摄入，如蛋黄、动物内脏、甲壳类食物。

（2）减少饱和脂肪酸的摄入：脂肪摄入过多，热能供过于求，在体内转变为三酰甘油、胆固醇，引起血脂增高，因此患者应减少猪油、肥肉、牛油等的摄取，而以不饱和脂肪酸，如豆油、茶油等植物油代替。

（3）多食纤维素食物：多食纤维素食物可增加大便量，促进胆汁酸的排泄和胆固醇的代谢。

3. 戒烟 彻底戒烟对防止脂质代谢紊乱、动脉粥样硬化、预防冠心病的发生大有益处，戒烟年龄愈早，对冠心病的预防效果愈好。当患者因戒烟而出现焦虑不安、紧张时，应及时给予支持和鼓励。

4. 指导患者正确使用药物

（1）硝酸酯类：主要药品为硝酸甘油，可含服、静脉滴注或制成喷雾剂、软膏贴剂。常用的硝酸酯类还有二硝酸异山梨醇酯、单硝酸异山梨醇酯等。这类药物可预防和终止心绞痛的发作，但易产生耐药性，合理使用宜间歇用药，使血中有一个无硝酸酯期，最好连续含服 3 ~ 4d 后停用 1d，静滴不宜连续超过 48h。

药物不良反应：头痛、血压下降，偶伴晕厥。头痛这一不良反应常在治疗过程中自行缓解或消失，部分患者需加用镇痛药；血压下降是静脉滴注硝酸甘油或采用二硝酸异山梨醇酯治疗的患者最严重的不良反应，多见于首剂治疗，严重的低血压偶尔可导致晕厥。因此在治疗过程中需密切观察血压、心律、心率、呼吸的变化，掌握好用药浓度和输液速度，防止低血压的发生。

（2）β 受体阻滞剂：β 受体阻滞剂抗心肌缺血的机制为：通过阻滞心脏的 β 受体，使心率减慢、血压降低、心肌收缩力减弱、心肌代谢降低，从而使心肌需氧量降低，此外还具有抗动脉粥样硬化和增加心肌缺血区供血的作用。长期应用此类药物不宜骤停，以防引起"反跳"，加剧胸痛。

常用药物有美托洛尔、阿替洛尔。

（3）钙离子拮抗剂：本药防治心绞痛的疗效肯定，特别是冠脉痉挛引起的心肌缺血，首选钙离子拮抗剂，本类药物可扩张冠状动脉，直接增加冠脉血流。

常用药物有维拉帕米、地尔硫草、氨氯地平（络活喜）。

5. 防止再发作

（1）避免诱发因素：如剧烈运动，强烈的情感变化，各种压力，暴露于寒冷或过热、潮湿的环境中。

（2）减少危险因素：戒烟；保持低饱和脂肪酸、低胆固醇、高纤维素的饮食，少量多餐，防止过饱；适度的活动和休息；维持理想的体重；控制高血压，调节血脂，治疗糖尿病。

二、急性心肌梗死

急性心肌梗死是在冠状动脉硬化的基础上，冠状动脉血液供应急剧减少或中断，使相应的心肌发生严重持久的缺血，导致心肌坏死。

【护理措施】

1. 观察要点

（1）疼痛：心肌梗死疼痛与心绞痛的性质和部位很相似，在疼痛时间、范围、程度等方面需予以鉴别。

（2）心电监测：持续的心电图监护，观察心电图的动态演变，判断病情的发展，确定抢救、治疗方案。

（3）血清酶监测：定时抽取血液标本送检，持续监测血清酶的改变，并且进行详细记录。

（4）严密观察呼吸、血压、尿量等变化，及早发现心力衰竭、心源性休克等严重并发症的先兆。

2. 具体措施

（1）急性期监护：在急性期，有条件时应送入冠心病监护病房进行连续的心电、血压、呼吸的监测；无监护病房条件时，也应使用心电示波仪器或心电图机，定期观察心率、心律、血压、呼吸等各项生命指标。及时检出可能作为恶性心动过速先兆的任何室性期前收缩（早搏），以及室颤或完全性房室传导阻滞、严重的窦性心动过缓、房性心律失常等，及时予以诊治。每日应检查除颤器、呼吸机、临时起搏器等仪器的功能是否良好，并使之处于备用状态。检查和补齐抢救物品。

（2）卧床休息：急性期需要绝对卧床休息。病情轻、无并发症者，第 3～4d 可在床上活动，第 2 周可下床活动，先在床边站立，逐步过渡到在室内缓步走动；病情重者，卧床时间延长。

（3）氧气吸入：即使是无并发症的急性心肌梗死，部分患者起病初就有轻、中度缺氧，发生机制可能与通气/血流比例失调有关。合并充血性心力衰竭的患者常伴有严重的低氧血症。低氧血症使心肌更为缺氧，缺氧严重时心绞痛不易缓解，并且易并发心律失常。因此，急性心肌梗死发病一周内，应给予常规吸氧。一般患者可用双鼻孔导管低流量持续或间歇给氧；并发严重心力衰竭或肺水肿的患者，必要时可行气管内插管机械通气。

（4）饮食：由于患者心肌供血不足，心功能低下，心输出量减少，加上长时间卧床，胃肠蠕动减弱，消化功能低下，所以宜进低脂、低胆固醇、清淡、易消化的流质或半流质饮食，避免食用辛辣食物或发酵食物，以减少便秘与腹胀。进食不宜太快及过饱，以免加重心脏负担。

（5）预防便秘：无论急性期或恢复期的患者，均可因便秘排便用力而诱发心律失常、心源性休克、心力衰竭等并发症，甚至有的因此而发生心脏破裂。排便动作包含着一些生理刺激，如血压升高、脉搏加快、心脏负荷增加及在用力排便时采用乏氏动作（即深呼吸后憋住气再用力做呼气动作等），这些刺激对急性心肌梗死的患者十分不利。因此，急性心肌梗死患者应保持大便通畅，入院后常规给缓泻剂；若两天无大便时需积极处理，可用中药番泻叶 200g 代茶饮或麻仁 50g 水煎服，有便秘者给开塞露或少量温盐水灌肠。排便时必须有专人看护，严密观察心电图的改变。饮食中适当增加含纤维食物；避免用力排便，防止因腹内压急剧升高，反射性引起心率及冠状动脉血流量变化而发生意外。

（6）止痛：在急性心肌梗死时，胸闷或胸痛均可使交感神经兴奋，加重心肌缺氧，促使梗死范围扩大，诱发严重心律失常或心源性休克，因此迅速止痛极为重要。轻者可肌注罂粟碱 30～60mg，每 4～6h 1 次；重者可应用吗啡 2～5mg

或哌替啶 50~100mg 静脉注射或肌注。老年患者有呼吸功能不全或休克时应慎用。也可以应用硝酸甘油 5~10mg，溶解于 500mL 葡萄糖溶液中静脉点滴，需密切观察血压和心率以调节滴速。止痛剂的应用应达到疼痛完全消失的目的，才能有效地制止梗死范围的扩展。

（7）病情观察及心电监护：当出现心绞痛突然严重发作或原有心绞痛程度加重、发作频繁、时间延长或服硝酸甘油无效，心前区疼痛伴恶心、呕吐、大汗、心动过缓，中老年患者出现不明原因的急性左心衰竭、休克、严重心律失常，心电图检查 ST 段上升或明显下降、T 波高尖或倒置等情况时，应考虑急性心肌梗死。心电监护如出现室性期前收缩（早搏）呈频发性、多源性、二联律或三联律、R 波落在前一搏动 T 波上等变化，有可能发展为室性心动过速或心室颤动，应立即给予利多卡因 50~100mg 稀释后静脉推注；当期前收缩消失或减少时，可继续给予 1~4mg/min 静脉滴注维持疗效。当出现室性心动过速或室颤时，予以紧急电除颤复律。如发现患者烦躁、脉搏细速和呼吸加快、皮肤湿冷、收缩压下降至 10.71kPa 以下，脉压 <2.67kPa，或原有高血压者血压下降超过原有水平的 20% 以上时，应考虑低血压或休克。每小时尿量少于 30mL，提示肾血流灌注不足。此外，一旦发现意识状态及体温变化、肺部感染等，均应立即与医师联系，以便及时采取有效的救治措施。

（8）重视血流动力学监测：预防泵衰竭的发生。血流动力学监测不仅能发现早期的左心功能不全，判断心功能不全的程度，鉴别低血容量性和心源性休克，而且可帮助判断预后，指导治疗。血流动力学监测的方法是用三腔带气囊的漂浮导管（Swan-Ganz 导管）经静脉进入到肺动脉，在导管的心房侧孔，可测得右心房压力（中心静脉压），反映右心室充盈情况，正常值为 0.39~1.18kPa。导管的端孔在气囊充气和放气时分别可测得肺毛细血管嵌顿压（肺楔嵌压）及肺动脉压，前者能直接地反映左心室舒张早期压及肺瘀血的程度。

正常肺楔嵌压为 0.7~1.60kPa。在距导管顶端 4cm 处有一个温度传感器，通过右心房注入 0℃ 5% 葡萄糖液 10mL 可测得温度稀释曲线，输入有电脑装置的心输出量测定仪可计算出心排输出量和心排指数，前者正常值为 4~8L/min，后者为 2.4~4L/（min·m²）。急性心肌梗死时心力衰竭是以左心衰竭为主。若肺楔嵌压 >2kPa 以上，可选用血管扩张剂硝普钠加入 50mL 葡萄糖液中静脉点滴，根据血流动力学的各种参数调整滴速和用量。并发休克时补充血容量或应用血管扩张剂及儿茶酚胺类药物。在做血流动力学监测时，应定期用肝素稀释液冲洗，以保持导管通畅。最好用输液泵控制血管扩张剂的滴速，以保证疗效和防止血压下降。

3. 正确执行溶栓治疗，提高溶栓疗法的有效率 溶栓疗法能使急性心肌梗死的预后明显改观，已成为急性心肌梗死治疗中最重要的方法之一。

（1）常用的溶栓药物：目前使用的溶栓剂可分为两类：一类为纤维蛋白选择性溶栓剂，包括重组组织型纤溶酶原激活剂（rt-PA）和单链前尿激酶（pro-UK），另一类为非纤维蛋白选择性溶栓剂，包括链激酶、尿激酶和茴香酰纤溶酶原激活剂复合物。

（2）冠脉内给药法：先做左心室及冠状动脉造影，判明梗死相关冠状动脉狭窄或闭塞情况，向冠状动脉内注入硝酸甘油 0.2～0.5mg，2min 后重复造影，如闭塞仍存在，可排除冠状动脉痉挛。将特制的 2.5F 滴注导管推进至血栓闭塞处，15min 内注入链激酶或尿激酶 15 万 U，继以 4000U/min 速度持续滴入。输注期间每 15min 重复造影 1 次，以判明血管是否再通。血管再通后以 2000U/min 的剂量维持滴注 60min。

（3）静脉给药法：用尿激酶静滴 50 万～100 万 U 左右，全剂量于 30～60min 内输入，剂量的调整依据患者体重及体质情况而定。注明尿激酶的生产厂名、批号及有效期。溶栓剂输入后，每 2h 测激活的全血凝固时间或凝血时间，待恢复至正常值的 1.5～2 倍之间时，静滴肝素，通常为 500～1000U/h，以后依据凝血时间调整剂量，使凝血时间保持在正常值的 1.5～2 倍之间。5d 后停用。输注溶栓剂前，先建立可靠的静脉输液及采血通道，溶栓治疗后应避免肌内注射和反复静脉穿刺。

（4）给药护理重点：溶栓药物存放在冰箱内妥善保管，药液必须新鲜配制，严格按照给药时间、剂量用药。密切观察胸痛变化，观察皮肤、黏膜、痰、呕吐物及尿有无出血征象，如出血严重者需紧急处理。观察心电图变化，治疗开始后 2h 内每 30min 记录 12 导联心电图，之后每 1～2h 记录心电图，至用药后 12h。定时测定心肌酶，每 2～4h 测 CPK，至发病后 24h。认真观察溶栓疗法的效果，进行心电监测。

【护理问题】

1. 疼痛　与心肌缺血、缺氧有关。

2. 自理缺陷　与疼痛不适、心律失常等有关。

3. 活动无耐力　与心肌局部缺血、心肌收缩力降低和心律失常有关。

4. 心输出量减少　与心肌缺血、损伤、心肌收缩力减弱或心律失常有关。

5. 恐惧　与患者知道心脏功能异常、对设备与治疗方法不了解以及现实的或设想的对自身健康的威胁有关。

6. 知识缺乏　与缺乏对疾病、治疗、危险因素的正确认识及缺乏指导有关。

7. 性生活型态改变　与疾病限制、缺乏知识有关。

8. 有便秘的危险　与长期卧床、活动减少、日常生活规律改变有关。

9. 潜在并发症　出血、心律失常、充血性心力衰竭、心源性休克、乳头肌功能不全或断裂、心室室壁瘤、心脏破裂。

【健康教育】

1. 心理支持 患者常有恐惧、抑郁、沮丧的心理反应，应加强床边巡视，给予心理支持。

2. 饮食指导 康复期可恢复冠心病饮食，进食不宜过饱，有心功能不全者适当限制钠盐。

3. 保健指导 注意劳逸结合，根据心功能进行康复锻炼；避免诱发因素；节制饮食，禁忌烟酒；按医嘱服药；指导患者及家属掌握简要的急救措施，定期复查。

4. 康复指导 有计划的康复期锻炼能使患者的体力及自我照料的能力增强，更快更好地恢复工作，更乐观更有信心地生活。康复锻炼分以下4个阶段。

第1阶段：从监护室阶段开始，适合于临床情况稳定、无并发症的患者，康复护理内容包括自我照料（进食、修面、在护理人员帮助下使用床边便器）；严密心电图监视下做主动或被动的肢体运动以减少静脉瘀血及维持肌肉的张力和柔顺性，并开始床边坐椅。长时间卧床可引起失调节现象，包括体力活动能力降低、劳力引起不适当的心率反应、对变换体位的适应能力降低而引起体位性低血压、循环血容量降低、肺容量和肺活量降低、血浆蛋白浓度降低、钙和氮失衡及肌肉的收缩力降低等，还可引起血栓形成和栓塞以及情绪异常（如焦虑、抑郁）等。早期活动有助于减轻或克服这些失调节现象。在发现下述情况时应将运动量减低：出现胸痛和呼吸困难；心率增快，超过120次/min；ST段改变；出现有意义的心律失常；收缩压下降>2.66kPa。

第2阶段：从监护病室转到普通病房后，康复护理的内容包括自我照料、床边坐椅逐渐增加次数、开始在病室内行走，体力活动与休息交替进行，避免饭后立即活动。用于识别运动量过大超过患者耐受力的标准与上述第1阶段的标准相同。

第3阶段：是康复期的锻炼指导，其目的是逐渐增加活动量，在第8周或12周可以恢复工作。患者在这一阶段完全可以生活自理，做一些轻的家务劳动。步行是活动的重要内容，步行距离和速度应逐渐增加。在第6周末，一般患者每日可以步行2~3km，分2~3次完成。如患者没有不适反应，活动量再逐渐增加。在第3阶段结束时，患者可以每日步行4km而无症状。在每一次增加活动量前，必须评价患者对按照运动计划所进行的活动的反应，做心电图检查以及做相当于或超过计划活动量的心功能测试。只有检查结果表明患者对计划活动量无不良反应时才可增加活动量。通过这一阶段的锻炼，增强患者的信心和体力。

第4阶段：康复护理的目的在于进一步恢复并保持患者的体力和心功能。这一阶段开始于第8或12周后，患者已恢复以前的工作或活动，可以开始进行更大活动量的锻炼，而在开始之前，应先做多种运动试验，制订活动计划，活动量取该患者运动试验能达到的最大心率的 75% ~ 85% 。运动开始时先"预热",即做较轻的活动使心率慢慢升至合适的范围。运动结束时需"预冷",即逐渐减轻活动然后停止,使血液从肢体返回中央循环。运动时间包括"预热"和"预冷"期,共 30min 左右。每周做 2 ~ 3 次,每次隔1 ~ 2d。

指导患者随时报告胸痛、呼吸困难、心悸、头晕或其他新的症状,这些症状的出现可能需要暂时中断活动或减轻活动量。

（李凤）

第二节　高血压

高血压是指动脉收缩压和（或）舒张压持续升高。高血压按其病因是否明确分为原发性高血压和继发性高血压两种类型。基于目前的医学发展水平和检查手段,能够发现导致血压升高的确切病因,称之为继发性高血压;反之,不能发现导致血压升高的确切病因,则称为原发性高血压。本节主要论述原发性高血压,血压分级见下表。

血压分级

类别	收缩压/kPa（mmHg）	舒张压/kPa（mmHg）
理想血压	16.0（120）	<10.7（80）
正常血压	<17.3（130）	<11.3（85）
正常高限	17.3 ~ 18.5（130 ~ 139）	11.3 ~ 11.9（85 ~ 89）
Ⅰ级高血压	18.7 ~ 21.2（140 ~ 159）	12.0 ~ 13.2（90 ~ 99）
亚组:临界高血压	18.7 ~ 19.9（140 ~ 149）	12.0 ~ 12.5（90 ~ 94）
Ⅱ级高血压	21.3 ~ 23.9（160 ~ 179）	13.3 ~ 14.5（100 ~ 109）
Ⅲ级高血压	≥24.0（180）	≥14.7（110）
单纯收缩期高血压	≥18.7（140）	<12.0（90）
亚组:临界收缩期高血压	18.7 ~ 19.9（140 ~ 149）	<12.0（90）

【护理措施】

1. 促进身心休息,提高机体活动能力　轻度高血压可通过调整生活节奏、良好的休息和充足的睡眠而恢复正常,故高血压初期可不限制一般的体力活动,避免重体力活动,保证足够的睡眠。血压较高、症状较多或有并发症的患者应卧床休息,避免体力和脑力的过度兴奋。

2. 高血压脑血管意外　患者应半卧位,避免活动,安定情绪,遵医嘱给予镇静剂，血压增高时遵医嘱静点硝普钠治疗。

3. 发生心力衰竭时给予吸氧4～6L/min，有急性肺水肿时可给予35%乙醇湿化吸氧，6～8L/min。

4. 用药护理　药物一般从小剂量开始，可联合用药，以增强疗效，减少副作用。应遵医嘱调整剂量，不得自行增减和撤换药物，需长期服药。某些降压药物可有直立性低血压副作用，应指导患者在改变体位时动作要缓慢，当出现头晕、眼花、恶心、眩晕时，应立即平卧，以增加回心血量，改善脑部血液供应。

5. 限制钠盐摄入　钠盐应<6g/d，可减少水、钠潴留，减轻心脏负荷，降低外周阻力，达到降低血压、改善心功能的目的。

6. 减轻体重　特别是向心性肥胖患者，应限制每日摄入总热量，以达到控制和减轻体重的目的。

7. 运动　如跑步、行走、游泳，运动要适量。

8. 避免诱因　情绪激动、精神紧张、身心过劳、精神创伤等可使交感神经兴奋，血压升高。应指导患者自己控制情绪，调整生活节奏。生活环境应安静，避免噪声刺激和引起精神过度兴奋的活动。寒冷的刺激可使血管收缩，血压升高，冬天外出时注意保暖，室温不宜过低。保持大便通畅，避免剧烈运动和用力咳嗽，以防发生脑血管意外。避免突然改变体位，不用过热的水洗澡和蒸汽浴，禁止长时间站立。

9. 教患者自测血压　每日定时、定位测量血压，定期复查，病情变化时立即就医，如胸痛、水肿、鼻出血、血压突然升高、心悸、剧烈头痛、视物模糊、恶心、呕吐、肢体麻木、偏瘫、嗜睡、昏迷等。

【护理问题】

1. 疼痛　头痛，与高血压引起的颈外动脉扩张性膨胀、脑动脉痉挛及颅内压升高有关。

2. 活动无耐力　与血压高、心输出量减少、组织获氧减少等有关。

3. 心输出量减少　与左心衰竭有关。

4. 体液过多　与心力衰竭、肾衰竭致水钠潴留有关。

5. 组织灌注量（心、肺、脑、外周血管）改变　与血管阻力增加所致的血流量减少有关。

6. 焦虑　与血压升高、日常生活受到影响、血压不能迅速达到理想的水平等因素有关。

7. 知识缺乏　与缺乏对疾病、治疗、危险因素的正确认识及缺乏指导、缺少信息有关。

8. 有受伤的危险　与头晕、意识改变、视物模糊、药物引起的低血压等有关。

9. 潜在并发症　脑血管疾病、心力衰竭、肾衰竭、视网膜病变。

【健康教育】

1. 要广泛宣教有关高血压的知识，合理安排生活，注意劳逸结合，定期测量血压。

2. 向患者或其家属说明高血压应坚持长期规则治疗的重要性，保持血压接近正常水平，防止对脏器的进一步损害。

3. 提高患者的社会适应能力，维持心理平衡，避免各种不良刺激的影响。

4. 注意饮食控制与调节，减少钠盐、动物脂肪的摄入，忌烟、酒。

5. 保持大便通畅，必要时服用缓泻剂。

6. 适当参与运动。

7. 定期随访，血压持续升高或出现头晕、头痛、恶心等症状时，应及时就医。

（刘菲菲）

第三节　心律失常

正常心律起源于窦房结，频率每分钟 60～100 次，比较规则，窦房结激动以一定顺序传导到心房与心室。心律失常是指心脏冲动的频率、节律、起源部位、传导速度与激动次序的异常。心律失常的分类：心律失常按其发生原理可分为冲动形成异常和冲动传导异常两大类。

1. 冲动形成异常

（1）窦房结心律失常：窦性心动过速、窦性心动过缓、窦性心律不齐、窦性停搏。

（2）异位心律

1）被动性异位心律：逸搏（房性、房室交界性、室性）；逸搏心律（房性、房室交界性、室性）。

2）主动性异位心律：期前收缩（房性、房室交界性、室性）；阵发性心动过速（房性、房室交界性、室性）；心房扑动、心房颤动；心室扑动、心室颤动。

2. 冲动传导异常

（1）生理性：干扰及房室分离。

（2）病理性：窦房传导阻滞、房内传导阻滞、房室传导阻滞、室内传导阻滞（左、右束支传导阻滞）。

（3）房室间传导途径异常：预激综合征。

【护理措施】

1. 根据患者的病情与体力活动类型，与患者及家属制订合理的活动量。

2. 严密观察病情，必要时心电监测，一旦发现频发、多源性、成对的或呈 R-on-T 现象的室性期前收缩、二度房室传导阻滞，尤其是室性阵发性心动过速、三度房室传导阻滞，应立即报告医生，共同协作处理，协助医生检测血气分析、电解质等。

3. 备好纠正心律失常的药品、抢救药品及抢救器械，如除颤器、临时起搏器等。

4. 常用抗心律失常药物不良反应的观察

（1）利多卡因：其不良反应与血浆浓度过高有关，常见的有中枢神经系统不良反应和心血管不良反应。前者如呆滞、嗜睡、恶心、眩晕、视物不清，严重者可有呼吸系统抑制、惊厥；后者有窦性心动过缓、窦性停搏、房室传导阻滞、心肌收缩力下降、低血压等。

（2）普罗帕酮：不良反应较小。心脏的不良反应有诱发或加重充血性心力衰竭或传导阻滞，心外不良反应最常见的是恶心、呕吐及眩晕等表现。

（3）胺碘酮：其不良反应有间质性肺泡炎，角膜微粒沉着，甲状腺功能改变，皮肤反应如光敏感，胃肠道反应如恶心、呕吐、排便习惯改变，神经系统反应如头痛、恶梦、共济失调、震颤等，心脏不良反应如心率减慢、各类房室传导阻滞和束支阻滞，甚至可发生尖端扭转型室速。

【护理问题】

1. 潜在并发症　心输出量减少，与心率或心律异常有关。

2. 知识缺乏　与缺乏相关信息或缺乏指导有关。

3. 焦虑、恐惧　与害怕疾病复发或治疗效果欠佳及缺乏支持有关。

【健康教育】

1. 积极治疗各种器质性心脏病，纠正自主神经功能失调。

2. 避免情绪波动，戒烟、酒，不宜饮浓茶、咖啡。

3. 坚持服药，不得随意增减或中断治疗。

4. 加强锻炼，预防感染。

5. 定期随访，检测心电图，随时调整治疗方案。

6. 安装人工心脏起搏器的患者应随身携带诊断卡和异丙肾上腺素或阿托品等药物。

（李凤）

第四节 心力衰竭

心力衰竭简称心衰，是指由于心脏的收缩功能和（或）舒张功能发生障碍，不能将静脉回心血量充分排出心脏，导致静脉系统血液淤积，动脉系统血液灌注不足，从而引起心脏循环障碍症候群，此种障碍症候群集中表现为肺瘀血、腔静脉瘀血。或是心肌收缩力尚可，心排出量维持正常，但由于异常增高的左心室充盈压使肺静脉血液回流受阻而导致肺循环瘀血，称之为舒张性心力衰竭。心力衰竭时通常伴有肺循环和（或）体循环瘀血，故亦称为充血性心力衰竭。

心力衰竭的临床类型按其发展速度可分为急性和慢性两种，以慢性居多；按其发生的部位可分为左心、右心和全心衰竭；按有无舒缩功能障碍又可分为收缩性和舒张性心力衰竭。

一、慢性心力衰竭

慢性心力衰竭亦称为充血性心力衰竭，发病率、死亡率高，发病率随年龄增长而升高。男性多于女性。

【护理措施】

1. 休息与活动　根据患者心功能分级决定活动量，尽量保证患者体力和精神休息，以减轻心脏负荷。督促患者坚持动静结合，循序渐进地增加活动量。同时监测活动中有无呼吸困难、胸痛、心悸、疲劳等症状，如有不适应停止活动，并以此作为限制最大活动量的指征。

心功能Ⅰ级：不限制一般的体力活动，但避免剧烈运动和重体力劳动。

心功能Ⅱ级：可适当进行轻体力工作和家务劳动，强调下午多休息。

心功能Ⅲ级：日常生活可以自理或在他人协助下自理，严格限制一般的体力活动。

心功能Ⅳ级：绝对卧床休息，生活需要他人照顾。可在床上做肢体被动运动和翻身，逐步过渡到坐床边或下床活动。当病情好转后，鼓励患者尽早做适量的活动，防止长期卧床导致的静脉血栓形成、肺栓塞、便秘、压疮的发生。

2. 病情观察　注意观察水肿的消长情况，每日测量体重，准确记录出入量。监测患者呼吸困难的程度、发绀情况、肺啰音的变化以及血气分析和血氧饱和度等变化，根据缺氧的轻重程度调节氧流量和给氧方式。保持大便通畅，必要时可使用缓泻剂。

3. 输液的护理　控制输液量和速度，以防诱发急性肺水肿。

4. 饮食护理　给予高蛋白、高维生素的易消化清淡饮食，注意补充营养，改善患者营养状况。少量多餐，避免过饱；限制水、钠摄入，限制含钠量高的食品如腌制品、海产品、发酵面食、罐头、味精、啤酒、碳酸饮料等。每日食盐摄入量少于 5g，服利尿剂者可适当放宽。

5. 用药护理

（1）使用利尿剂的护理：遵医嘱正确使用利尿剂，并注意有关副作用的观察和预防。监测血钾及有无乏力、腹胀、肠鸣音减弱等低钾血症的表现，同时多补充含钾丰富的食物，如深色蔬菜、瓜果、红枣、菇类、豆类等，必要时遵医嘱补充钾盐。口服补钾宜在饭后或将水剂与果汁同饮，以减轻胃肠道不适；静脉补钾时每 500mL 液体中氯化钾含量不宜超过 1.5g。应用保钾利尿剂需注意有无胃肠道反应、嗜睡、乏力、皮疹、高血钾等副反应。利尿剂的应用时间选择以早晨或日间为宜，避免夜间排尿过频而影响患者的休息。

（2）使用洋地黄的护理

1）严格遵医嘱给药，当患者脉搏 <60 次/min 或节律不规则应暂停服药并通知医生。静脉给药时务必稀释后缓慢静注，并同时监测心率、心律及心电图变化。

2）注意不与奎尼丁、普罗帕酮（心律平）、维拉帕米（异搏定）、钙剂、胺碘酮等药物合用，以免增加药物毒性。

3）应严密观察患者用药后毒性反应，监测血清地高辛浓度。

4）洋地黄类药物毒性反应的处理：立即停用洋地黄类药；停用排钾利尿剂；积极补充钾盐；快速纠正心律失常；对缓慢心律失常，可使用阿托品 0.5～1mg 治疗或安置临时起搏器。

（3）使用血管扩张剂的护理：应用硝酸酯制剂应注意观察和预防副作用的发生，如头痛、面红、心动过速、血压下降等，尤其是硝酸甘油静滴时应严格掌握滴速，监测血压；应用 ACE 抑制剂时需预防直立性低血压、皮炎、蛋白尿、咳嗽、间质性肺炎等副作用的发生。

【护理问题】

1. 气体交换受损　与左心功能不全致肺循环淤血有关。

2. 焦虑、恐惧　慢性心衰与其反复发作、疾病带来的不适感、意识到自己的病情较重及不适应监护室气氛等有关。

3. 体液过多　与右心衰竭导致体循环淤血、水钠潴留、低蛋白血症有关。

4. 活动无耐力　与心衰导致心排血量减少有关。

5. 潜在并发症　有药物中毒的危险，有皮肤完整性受损的危险。

【健康教育】

1. 知识宣教　向患者讲解慢性心衰的病因、诱因及防治知识，遵医嘱规律服药的重要性及常用药物的不良反应。

2. 休息与活动　注意休息，劳逸结合，制订合理的活动计划，防止增加心脏负担。

3. 饮食 参见护理措施内容。

4. 病情监测 教会患者及家属如何检查水肿、每日关注体重变化、自测脉搏和心律、有无乏力和气促。

5. 其他 积极治疗原发病,定期门诊复查等。

二、急性心力衰竭

急性心力衰竭是指急性发作或加重的左心功能异常所致的心肌收缩力降低、心脏负荷加重,造成急性心排血量骤降、肺循环压力升高、周围循环阻力增加,引起肺循环充血而出现急性肺瘀血、肺水肿,并可伴组织、器官灌注不足和心源性休克的临床综合征,以左心衰竭最为常见,多表现为急性肺水肿。

【护理措施】

1. 保证患者充分休息 给予半卧位或坐位休息可降低心率,减少心肌耗氧量,从而减轻心脏负担。注意防止静脉血栓形成和皮肤损伤的发生。

2. 饮食 应摄取高营养、高热量、少盐、易消化的清淡饮食,少量多餐,减轻心脏负担,避免进食产气食物。

3. 病情监测 严密观察患者呼吸频率、深度,意识,精神状态,皮肤颜色、温度和血压变化。观察肺部啰音的变化,监测血气分析结果。保持呼吸道通畅,观察患者的咳嗽情况、痰液的性质和量,协助患者咳嗽、排痰。控制静脉输液速度,一般为每分钟 20~30 滴。

4. 心理护理 患者常因严重呼吸困难而有濒死感,焦虑和恐惧可使心率加快,加重心脏负担,应加强床旁监护,给予精神安慰及心理支持,减轻其焦虑和恐惧,以增加安全感。

5. 用药护理 用吗啡时应注意患者有无呼吸抑制、心动过缓;用利尿剂时要严格记录尿量,注意水、电解质变化和酸碱平衡情况;用血管扩张剂时要注意调节输液速度,监测血压变化,防止低血压的发生,硝普钠应现用现配,避光滴注,有条件者可用输液泵控制滴速;洋地黄制剂静脉使用时要稀释,推注速度宜缓慢,同时观察心电图变化。

【护理问题】

1. 气体交换受损 与急性肺水肿影响气体交换有关。

2. 恐惧 与突然病情加重、产生窒息感和担心预后有关。

【健康教育】

1. 休息与运动 指导患者根据心功能情况合理安排休息及活动。根据心功能分级制订活动计划,鼓励患者运动锻炼,循序渐进增加活动量。活动中如有呼吸困难、胸痛、心悸、头晕、疲劳、大汗、面色苍白、低血压等情况时应停止活动。

2. 饮食指导 限制钠的摄入，根据病情选用低钠盐饮食。

3. 用药指导 严格按医嘱用药，不随意增减或中断药物治疗，否则可致心力衰竭加重或复发。

4. 心理指导 保持心态平静，减少较强烈的喜、怒、哀、乐等刺激，保持轻松愉快的心情。

5. 康复指导 经药物治疗症状缓解后可轻微活动，但应避免剧烈运动，运动强度要循序渐进，如晨起散步、打太极拳或做操等；可适当参加力所能及的工作和家务。

6. 复诊须知 定期门诊复诊。复诊时复查电解质、心脏超声等，如出现心悸、气促、胸闷不适、乏力等表现，应及时就诊，防止病情进展、恶化。

（王霞）

第五节 心脏瓣膜病

心脏瓣膜病是由于多种原因引起的单个或多个瓣膜的结构异常和功能异常，导致瓣口狭窄和（或）关闭不全。

慢性风湿性心瓣膜病，简称风心病，是指急性风湿性心脏炎症反复发作后所遗留的心脏瓣膜病变，最常受累的是二尖瓣，其次是主动脉瓣。

风湿性心瓣膜病与甲族乙型溶血型链球菌反复感染有关。患者感染后对链球菌产生免疫反应，使心脏结缔组织发生炎症病变，在炎症的修复过程中，心脏瓣膜增厚、变硬、畸形、相互黏连致瓣膜的开放受到限制，阻碍血液正常流通，称为瓣膜狭窄；如心脏瓣膜因增厚、缩短而不能完全闭合，称为关闭不全。

【护理措施】

1. 活动与休息 按心功能分级安排适当的活动，防止静脉血栓的形成，增加侧支循环，保持肌肉功能，防止便秘。合并主动脉病变者应限制活动，风湿活动时卧床休息，活动时出现不适，应立即停止活动并给予吸氧 3~4L/min。

2. 风湿的预防与护理 风湿活动时应注意休息，病变关节应制动、保暖，并用软垫固定，避免受压和碰撞。可用局部热敷或按摩，增加血液循环，减轻疼痛，必要时遵医嘱使用止痛剂，如寒痛乐外敷、口服非甾体类抗炎药如阿司匹林等。

3. 心衰的预防与护理 预防呼吸道感染及风湿活动，注意休息，保持大便通畅，严格控制入量及静脉输液滴速。如发生心力衰竭，置患者半卧位，给予吸氧，摄入低热量、易消化饮食，少量多餐，适量补充营养，提高机体免疫力。

4. 防止栓塞发生

（1）指导患者避免长时间盘腿或蹲坐，勤换体位，肢体保持功能位，腿部常活动，保持肌肉张力，以防发生下肢静脉血栓。

（2）合并房颤者服阿司匹林，防止附壁血栓形成。如有附壁血栓形成者，应避免剧烈运动或体位突然改变，以免附壁血栓脱落，动脉栓塞。

（3）观察栓塞发生的征兆，脑栓塞可引起言语不清、肢体活动受限、偏瘫；四肢动脉栓塞可引起肢体剧烈疼痛、皮肤颜色及温度改变；肾动脉栓塞可引起剧烈腰痛；肺动脉栓塞可引起突然剧烈胸痛和呼吸困难、发绀、咯血、休克等。

5. 亚急性感染性心内膜炎的护理 严格执行无菌操作规程，完成各项无菌操作，预防风湿复发；出现亚急性细菌性心内膜炎时应注意休息，做血培养以查明病原菌；注意观察体温、血红蛋白、新出血点、栓塞等情况。合理饮食，补充营养和铁剂，提高机体抗病能力。

【护理问题】

1. 活动无耐力 与心输出量下降有关。

2. 有感染的危险 与肺淤血及风湿活动有关。

【健康教育】

1. 告诉患者及其家属本病的病因和病程进展特点，指导患者尽可能改善居住环境中潮湿、阴暗等不良条件，保持室内空气流通、温暖、干燥，阳光充足。适当锻炼，加强营养，提高机体免疫力，预防风湿活动。注意防寒保暖，避免与上呼吸道感染患者接触，预防感染。避免重体力劳动、剧烈运动或情绪激动而加重病情。

2. 告诉患者遵医嘱坚持用药的重要性，指导用药方法。定期门诊复查。符合适应证时应告知患者尽早择期手术，以免失去最佳手术时机。一旦发生感染，应尽快就诊，以避免病情加重。患者在拔牙、内镜检查、导尿术、分娩、人工流产等手术操作前，应告诉医生自己有无风湿性心脏病史，以便于预防性使用抗生素。

3. 鼓励患者树立信心，做好长期与疾病做斗争以控制病情进展的思想准备。对育龄妇女、病情较重不能妊娠者，应做好患者及其配偶的思想工作。

（薛丹）

第六节 心肌病

心肌病也称为原发性心肌病，是一组原因不明的、以心肌病变为主的心脏病。根据 WHO 的建议，心肌病可分为四种类型，即扩张型心肌病、肥厚型心肌病、限制型心肌病和未定型心肌病，其中以扩张型心肌病的发病率最高。

【护理措施】

1. 保持室内空气新鲜，温湿度适宜，预防感冒和上呼吸道感染。

2. 根据病情制订适宜的活动量，症状明显者应卧床休息，避免劳累及突然站起或屏气等；对有晕厥史的心肌病患者应避免独自外出，防止意外的发生。

3. 饮食宜高蛋白、高维生素、高纤维素的清淡饮食，以增强机体的免疫力。

4. 严格控制输液量及输液速度。

5. 遵医嘱用药，观察疗效及不良反应。扩张型心肌病患者用洋地黄时，因其对洋地黄耐受性差，应警惕发生洋地黄中毒。应用β受体阻滞剂和钙通道阻滞剂者，应注意有无心动过缓。

6. 疼痛与肥厚心肌耗氧量增加、冠状动脉供血相对不足有关。应立即卧床休息；稳定患者情绪；给予氧气吸入；遵医嘱使用β受体阻滞剂或钙通道阻滞剂，不宜用硝酸酯类药物。

【护理问题】

1. 疼痛　胸痛，与肥厚心肌耗氧量增加、冠状动脉供血相对不足有关。

2. 活动无耐力　与心肌受损、心律失常和疾病要求卧床休息有关。

3. 潜在并发症　心力衰竭、心律失常、栓塞、猝死。

4. 有受伤的危险　与梗阻性肥厚型心肌病所致头晕及晕厥有关。

5. 焦虑　与疾病呈慢性过程、病情逐渐加重、生活方式被迫改变有关。

【健康教育】

1. 疾病知识指导　症状轻者可参加轻体力工作，但要避免劳累。保持室内空气流畅、阳光充足，防寒保暖，预防感冒和上呼吸道感染。有肥厚性心肌病者应避免情绪激动、持重或用力屏气、激烈运动等，以减少晕厥和猝死的危险。有晕厥病史或猝死家族史者，应避免独自外出活动，以免发作时无人在场而发生意外。

2. 饮食护理　给予高蛋白、高维生素、富含纤维素的清淡饮食，以促进心肌代谢，增强机体免疫力。心力衰竭时应低盐饮食，限制含钠量高的食物。

3. 用药与随访　坚持服用抗心力衰竭、抗心律失常的药物或β受体阻滞剂、钙通道阻滞剂等，以提高存活年限。向患者介绍常用药物的名称、剂量、用法，教会患者及其家属观察药物疗效及不良反应。嘱患者定期门诊随访，症状加重时应立即就诊。

（刘菲菲）

第七节 心包炎

心包炎是最常见的心包病变，可由多种致病因素引起，常是全身疾病的一部分，或由邻近组织病变蔓延而来。心包炎可分为急性和慢性两种，前者常伴有心包渗液，后者常引起心包缩窄。

【护理措施】

1. 针对心包炎患者机体免疫力减弱的护理

（1）加强饮食营养：高蛋白、高维生素、高热量的易消化饮食。

（2）注意合理而充分的休息。

（3）注意防寒保暖，防止感冒和呼吸道感染。

2. 舒适的护理

（1）协助呼吸困难的患者取半卧位或前倾位，提供可依靠的床上小桌，氧气吸入，给予必需的生活护理。

（2）嘱心前区疼痛的患者勿用力咳嗽或突然改变体位，遵医嘱给予药物止痛。

3. 心包穿刺或切开引流的护理

（1）术前沟通良好，如解释手术的意义和必要性，解除患者的思想顾虑；必要时可术前使用少量镇静剂，嘱术中勿剧烈咳嗽或深呼吸。

（2）抽液过程中注意随时夹闭胶管，防止空气进入心包腔。

（3）记录抽液的量、性质，按要求留标本送检。

（4）严密观察患者的病情变化，如有异常及时报告医生，协作处理。

（5）保持静脉液路通畅，备好抢救器械和药品。

（6）心包引流者需做好引流管护理。

4. 对缩窄性心包炎的患者应讲明早期行心包剥离术的重要性，促使患者尽快接受手术治疗。

【护理问题】

1. 气体交换受损　与肺或支气管受压、肺淤血、心脏受压、心包积液有关。

2. 疼痛　与心包炎性渗出有关。

3. 体温过高　与心包炎症有关。

4. 体液过多　与渗出性、缩窄性心包炎有关。

5. 营养失调　体重明显降低，与结核、肿瘤等病因有关。

6. 活动无耐力　与心排血量减少有关。

7. 焦虑　与病情重、病因诊断不明及疗效不佳等有关。

【健康教育】

1. 知识宣教　向患者讲解心包疾病相关知识，包括临床表现、诱发因素、治疗手段等。提醒患者加强个人卫生，以预防各种感染。

2. 休息与活动　嘱患者注意休息，待急性症状消失后可逐渐增加活动量。行心包切除术的患者术后仍应坚持休息半年左右。

3. 饮食　选择高蛋白、高维生素、高热量、易消化的食物，限制钠盐摄入。

4. 病情监测　教会患者自我监测体温变化，观察有无呼吸困难、胸痛及心包填塞的表现。

5. 用药指导　告知患者坚持足够疗程药物治疗（如抗结核治疗）的重要性，不可擅自停药，以防复发；注意药物不良反应，定期随访；结核性心包炎在院外行抗结核治疗时，应定期随访检查肝、肾功能。

6. 心理指导　对缩窄性心包炎患者讲明行心包切除术的重要性，解除其思想顾虑，尽早接受手术治疗。

（李凤）

第三章 消化系统疾病患者的护理

第一节 胃 炎

胃炎是消化系统的常见病，是由各种原因所致胃黏膜的炎性病变，按临床发病的缓急和病程的长短，可分为急性和慢性胃炎两种。急性胃炎是急性胃黏膜的炎症，包括急性单纯性胃炎、糜烂性胃炎、腐蚀性胃炎，急性单纯性胃炎最为多见。

一、急性胃炎

急性胃炎主要是由化学、物理因素和微生物感染、细菌毒素等引起的急性胃黏膜炎症。临床上急性发病，常表现为上腹部症状。

【护理措施】

1. 休息与活动　患者应注意休息，减少活动，对急性应激造成者应卧床休息。

2. 饮食护理　进食应定时、有规律，不可暴饮暴食，避免辛辣刺激食物。选择少渣、温凉半流食，如有少量出血可给予牛奶、米汤等流食以中和胃酸，有利于黏膜的修复。急性大出血或呕吐频繁时应禁食。

3. 用药护理　向患者讲解药物的作用、不良反应、服用时的注意事项，如抑制胃酸的药物多于饭前服用；抗生素类多于饭后服用，并询问患者有无过敏史，严密观察用药后的反应；应用止泻药时应注意观察粪便的颜色、性状、次数及量，腹泻控制时应及时停药；应用解痉镇痛药，如山莨菪碱（654-2）或阿托品时，会出现口干等不良反应，并且青光眼及前列腺肥大者禁用。保证患者每日的液体入量，根据患者病情、年龄和药物性质调节滴注速度，合理安排所用药物的前后顺序。

4. 心理护理　了解患者对疾病病因、治疗及护理的认识，积极治疗。

5. 病情观察　上腹痛患者，应观察疼痛发生的时间、部位、性质、程度，以及有无发热、腹泻、呕吐等伴随症状和体征。明确诊断后可给予局部热敷，或遵医嘱给予解痉镇痛药。恶心、呕吐患者，应注意观察呕吐物的性状、气味、颜色、量及呕吐次数，及时清洁，避免不良刺激，严重呕吐患者要密切观察和及时纠正水、电解质平衡紊乱。并发胃出血时按上消化道出血患者护理。

6. 其他 为患者创造整洁、舒适、安静的环境，定时开窗通风，保证空气新鲜及温度、相对湿度适宜，使其心情舒畅。

【护理问题】

1. 疼痛 腹痛，与急性胃黏膜炎症有关。

2. 潜在并发症 上消化道大出血。

【健康教育】

1. 休息与运动 生活有规律，避免疲劳。

2. 饮食指导 进食要有规律，避免过冷、过热、辛辣等刺激性食物及浓茶、咖啡等饮料。嗜酒者应戒酒，防止乙醇损伤胃黏膜。

3. 用药指导 指导患者遵医嘱服药，了解药物的不良反应，勿滥用药物。

二、慢性胃炎

慢性胃炎是由不同病因引起的各种胃黏膜慢性炎症，是胃部最常见的疾病之一，发病率在各种胃病中居于首位，其发病率随年龄的增长而增加。在慢性胃炎的进展中，如炎性细胞浸润仅在胃小凹和黏膜固有层的表层，腺体没有损害，称为慢性浅表性胃炎；如果病变累及腺体，腺体发生萎缩、消失，胃黏膜变薄，称其为慢性萎缩性胃炎。当胃腺细胞发生肠腺化生或假性幽门腺化生、增生，增生的上皮和肠化的上皮异常发育，形成不典型增生，到达中度以上被认为是癌前病变。

【护理措施】

1. 休息与活动 急性发作时应卧床休息，缓解期加强锻炼，增强体质。

2. 饮食护理

（1）饮食原则：少食多餐、无刺激、易消化，高热量、高蛋白质、高维生素。

（2）选择食物：多吃新鲜蔬菜、水果，不吃烟熏、腌制的食品。

（3）增加食欲的方法：指导患者及其家属改进烹饪技巧，变换食物的色、香、味，刺激患者的食欲。

（4）提供舒适的进食环境：环境清洁、空气新鲜，避免噪声、不良气味等，增进患者食欲。

（5）保持口腔卫生：晨起、睡前、进食前后刷牙或漱口，口腔清洁舒适，促进食欲。

3. 缓解疼痛 腹痛时可用热水袋热敷、做深呼吸，以及利用各种方法转移注意力以减轻疼痛。

4. 用药护理

（1）枸橼酸铋钾：因在酸性环境中发挥作用，故宜在饭前30min服用，可出现便秘、黑便，停药后自行消失；少数患者出现恶心、一过性转氨酶升高，极少数患者出现急性肾衰竭，注意观察。

（2）阿莫西林：应用前询问患者有无青霉素过敏史。应用过程中注意有无迟发变态反应。

（3）甲硝唑：患者可出现恶心、呕吐等胃肠道反应，可遵医嘱用甲氧氯普胺（胃复安）、维生素 B_{12} 拮抗。

【护理问题】

1. 疼痛　腹痛，与胃黏膜炎性病变有关。

2. 营养失调　低于机体需要量，与食欲减退、消化吸收不良等有关。

3. 焦虑　与病情反复、病程迁延有关。

4. 知识缺乏　缺乏对慢性胃炎病因和预防知识的了解。

【健康教育】

1. 休息与运动　急性期应卧床休息，缓解期应适当锻炼，增强机体免疫力。

2. 饮食指导　提倡良好的饮食习惯，定时、定量、细嚼慢咽，忌食辛辣、刺激、油腻食物，忌烟、酒。多吃新鲜蔬菜、水果，不吃烟熏、腌制的食品，幽门螺杆菌阳性者建议与家人分餐进食。

3. 用药指导　治疗慢性胃炎的诸多药物都有胃肠道反应，尤其是杀灭幽门螺杆菌的药物，要在医师指导下服用。

4. 心理指导　慢性胃炎所致症状多，治疗周期长，药物治疗起效慢，要充分告知患者避免急躁情绪，而且悲伤、愤怒、抑郁、工作紧张、焦虑均能影响胃肠的正常蠕动，抑制胃酸的分泌，导致消化不良、食欲减退，应告知患者保持良好的心理状态，以利于康复。

5. 复诊须知　定期复诊，不适随诊。杀菌治疗者，停药后 1 ~ 2 个月门诊行呼气试验。

（王霞）

第二节　急性胃肠炎

急性胃肠炎是由于细菌或其他致病因素引起的胃肠道急性炎症，经常在饭后 2 ~ 24h 发病，为夏秋季最常见的胃肠道疾病之一。多表现为呕吐、腹泻、腹痛，可伴有发热。

【护理措施】

1. 注意休息，多饮水，呕吐停止后进清淡、易消化软食。

2. 呕吐后用清水漱口，保持口腔卫生。

3. 遵医嘱给予止吐药和止泻药。

4. 注意消毒隔离，预防交叉感染。

5. 指导患者合理饮食，忌食刺激性食物。

6. 遵医嘱静脉补充液体和热量。

7. 连续腹泻时应特别注意肛周护理，便后温水浴或肛门热敷，局部涂擦抗生素软膏。

8. 观察生命体征变化。

【护理问题】

1. 电解质紊乱及失水　与肠道大量排出体内的水分有关。

2. 胃肠道压力加重　与饮食油腻有关。

【健康教育】

1. 患病后应卧床休息，注意保暖。

2. 急性期患者常有呕吐、腹泻等症状，失水较多，因此需补充液体，可供给鲜果汁、藕粉、米汤、蛋汤等流质食物，酌情多饮开水、淡盐水。

3. 为避免胃肠道发酵、胀气，急性期应忌食牛肉等易产气食物，尽量减少蔗糖的摄入。应注意饮食卫生，忌食高脂肪的油煎、炸及熏、腊的鱼、肉等。

4. 预防措施

（1）注意卫生：保持食物、用具、容器、冰箱等食物保存场所、环境的清洁。

（2）不吃不洁食物：当食物发生腐烂变质时，一定不要食用；饭菜等最好不要隔夜，瓜果蔬菜食用之前一定要清洗干净。

（3）避免刺激：饮食宜清淡，尽量避免刺激性的食物，如辣椒、咖啡、浓茶等，同时还要避免药物的刺激。

（4）加强锻炼，增强免疫力。

（李凤）

第三节　消化性溃疡

消化性溃疡主要是指发生在胃和十二指肠的慢性溃疡，即胃溃疡（GU）和十二指肠溃疡（DU）。由于溃疡的形成与胃酸及胃蛋白酶的消化作用有关，故称为消化性溃疡。临床上 DU 较 GU 为多见。DU 可见于任何年龄，但以青壮年居多；GU 的发病年龄较迟，平均约晚 10 年。

【护理措施】

1. 注意病情观察，观察患者疼痛的特点，包括疼痛的部位、程度、持续时间、诱发因素，与饮食的关系，有无放射痛、恶心、呕吐等伴随症状出现。

2. 病情较重的活动性溃疡患者或大便隐血试验阳性患者应卧床休息；病情较轻的患者可边工作边治疗，注意劳逸结合，避免过度劳累、紧张，保持良好的心情；对有烟酒嗜好的患者，应劝其戒除。

3. 嘱患者定时进餐，少量多餐。进餐时应细嚼慢咽，不宜过快、过饱，溃疡活动期患者每天可进餐 5～6 顿。以清淡、富有营养的饮食为主，应以面食为主食，或软饭、米粥。避免摄入粗糙、过冷、过热、刺激性食物或饮料，如油煎食物、浓茶、咖啡、辛辣调味品等。两餐之间可给适量的脱脂牛奶，但不宜多饮。

4. 遵医嘱正确服用药物，如抗酸药应在饭后 1h 及睡前服用，避免与牛奶同时服用；抗胆碱能药及胃动力药如吗丁啉、西沙必利等应在餐前 1h 及睡前 1h 服用。用药期间要注意药物的副作用和药物的配伍禁忌。

5. 注意关心患者心理变化，鼓励其说出心中的顾虑与疑问。帮助患者减轻焦虑、紧张心理，以避免由于精神紧张所造成的迷走神经兴奋，从而减少胃酸的分泌。采用适当的方式教给患者消化性溃疡的自我护理知识，指导患者使用松弛术、局部热敷、针灸、理疗等方法，以减轻腹痛。

6. 对于年龄偏大的胃溃疡患者，应嘱其定期到门诊复查，防止癌变。

【纤维胃镜、十二指肠镜护理】

1. 适应证

（1）不明原因的消化道出血。

（2）X 线钡餐检查发现上消化道有病变，不能确定性质等。

（3）反复或持续出现上消化道症状和（或）粪便隐血阳性。

（4）吞咽困难、疼痛或胸骨后烧灼感。

（5）慢性萎缩性胃炎伴肠上皮不典型化生，为防癌变，需按期随访。

（6）食管、胃手术后症状复发或加重，疑吻合口病变。

（7）药物治疗后随访或手术后效果的观察。

（8）行胃内息肉摘除、取管腔异物、局部止血、黏膜下注射及曲张静脉结扎、硬化等治疗。

（9）怀疑胰腺、胆囊病变，通过十二指肠进行逆行胰胆管造影。

2. 禁忌证

（1）严重的心、肺、肝、肾功能不全者。

（2）有障碍因素，如口、咽、食管、胃的急性炎症，特别是腐蚀性炎症、主动脉瘤。

（3）严重的凝血障碍、活动性肝炎。

（4）神志不清、精神失常者。

3. 术前准备

（1）向患者讲解检查的目的及过程，教给患者检查中的配合方法，以减轻患者的恐惧、焦虑心理。

（2）禁食、禁烟12h，有幽门梗阻者检查前2～3d进流质饮食，检查当天应先抽尽胃内容物，必要时洗胃。

（3）检查前3d内避免做钡餐检查。

（4）检查前30min遵医嘱皮下注射阿托品，以达到止吐、减少分泌、使平滑肌松弛的目的。

（5）帮助患者摘除义齿，协助医师进行麻醉。使用口含麻醉液时，嘱患者头尽量向后仰，使咽喉部充分麻醉，5min后再吐出药液或咽下。使用喷雾法麻醉咽部时，应在患者发"啊"音的同时喷药，并嘱患者每次喷药后做吞咽动作，以麻醉咽喉下部，减少呕吐反射及疼痛。

4. 术中配合

（1）置患者于左侧卧位，头稍向后仰，两腿屈曲，放松腰带和领扣。

（2）胃镜到达咽喉部时应嘱患者做吞咽动作，以助胃镜顺利通过，恶心时可嘱患者做深呼吸动作。

（3）观察患者面色、呼吸、脉搏等，如有异常应立即报告检查者，停止检查并进行相应处理。

5. 术后护理

（1）术后禁食2h后进流质饮食；做活体组织检查者，禁食4h后方可进冷流质饮食，以减少对胃黏膜创面的摩擦。

（2）若出现咽部症状，一般1～2d会自行消失，也可含喉片或温水，以减轻疼痛。

（3）检查后数日内严密观察是否有穿孔、出血、感染等并发症的发生。

【护理问题】

1. 疼痛　与胃、十二指肠溃疡刺激有关。

2. 焦虑　与病情反复发作或发生严重并发症等有关。

3. 营养失调　低于机体需要量，与上腹部疼痛、食欲不振等有关。

4. 知识缺乏　缺乏合理饮食、健康生活行为方式及相关自我护理的知识。

5. 潜在并发症　上消化道出血、急性穿孔、幽门梗阻及癌变。

【健康教育】

1. 休息与活动　保持乐观情绪，指导患者规律生活，避免过度紧张、劳累，选择适当的锻炼方式，提高机体免疫力。向患者及家属讲解引起及加重溃疡病的相关因素。

2. 用药指导 教育患者按医嘱正确服药，学会观察药物疗效及不良反应，不随便停药、减量，防止溃疡复发。指导患者慎用或勿用致溃疡药物，如阿司匹林、咖啡因、泼尼松等。若出现呕血、黑便应立即就医。

3. 饮食指导

（1）进餐和少量多餐，让患者养成定时进餐的习惯，每餐不宜过饱，以免胃窦部过度扩张而刺激胃酸分泌。在病变活动期还应少量多餐，每天 4～6 餐，使胃酸分泌有规律。症状缓解后应及时恢复正常餐次饮食。

（2）忌食刺激性强的食物，机械性刺激较强的食物包括生、冷、粗、硬类（如水果、蔬菜等）以及产气性食物（如洋葱、芹菜、玉米、干果等）。化学性刺激强的食物多为产酸类或刺激胃酸大量分泌类，如浓肉汤、咖啡、油炸食物、酸辣、香料等调味品及碳酸饮料类等。应戒除烟、酒。

（3）选择营养丰富、易消化的食物。主食以面食为主，因面食较柔软、含碱、易消化，不习惯于面食者可以用软饭、米粥代替。蛋白质类食物具有中和胃酸作用，适量饮用脱脂淡牛奶能稀释胃酸，宜安排在两餐之间饮用，因其钙质吸收可刺激胃酸分泌，故不宜多饮。脂肪到达十二指肠时可使小肠分泌肠抑促胃液素，抑制胃酸分泌，但又因其可使胃排空延缓而促进胃酸分泌，故应摄入适量的脂肪。协助患者建立合理的饮食习惯和结构。

4. 出院指导

（1）向患者及家属讲解引起溃疡病的主要病因，以及加重和诱发溃疡病的有关因素。

（2）本病治愈率较高，但易复发，病程迁延，易出现相应并发症，故积极消除诱因、合理饮食、按时服药，对预防复发十分重要。

（3）指导患者合理安排休息时间，保证充足的睡眠，生活要有规律，避免精神过度紧张，长时间脑力劳动后要适当活动，保持良好的心态。

（4）指导患者规律进食，少量多餐，强调正确饮食的重要性。

（5）嘱患者按医嘱服药，指导患者正确服药的方法，学会观察药效及不良反应，不随便停用药物，以减少复发，尤其在季节转换时更应注意。

（6）嘱患者注意病情变化，定期复诊，及早发现和处理并发症，如上腹疼痛节律发生变化并加剧，或出现呕血、黑便应立即就医。

（7）养成排便后观察粪便的习惯。

5. 随访指导 定期复诊（规则治疗 1 个月应复查）。若出现上腹疼痛节律发生变化或加剧等症状应及时就诊。

（刘菲菲）

第四节　上消化道出血

上消化道出血是指屈氏韧带以上的消化道，包括食管、胃、十二指肠、胰腺、胆道病变引起的出血，以及胃-空肠吻合术后的空肠等病变引起的出血。大出血是指在数小时内失血量超过1000mL或占循环血容量的20%，主要表现为呕血和（或）黑便。

【护理措施】

1. 患者绝对卧床，禁食，头偏向一侧，保持呼吸道通畅，防止因大量呕血吸入气道而致窒息。对患者进行安慰，以减少恐惧心理。建立静脉通道，及时施行扩容、止血及升压等抢救措施，密切观察生命体征变化，并详细记录。

2. 密切观察出血，估计出血量。幽门以上出血常为呕血，幽门以下出血表现为黑便。如出血量少而缓慢，即使出血部位在幽门以上，也可表现为黑便；反之出血量大而急，出血部位虽在幽门以下也可反流入胃，引起呕血，并有黑便。呕血和黑便除反映出血部位外，还反映出血的速度和量，如每日出血量在5mL时，大便隐血即为阳性，出现黑便时出血量至少在50mL以上。胃内潴血达250～300mL则出现呕血。消化道出血在500mL以下多数患者只有轻度头晕；出血量在500～1000mL时，可出现口渴、烦躁不安、心慌、头晕，收缩压下降至12kPa，脉搏每分钟100次；出血量在1000～1500mL以上时，可有周围循环衰竭表现，如面色苍白、出冷汗、脉细速（每分钟120次以上）、收缩压下降至8～10.6kPa以下、尿少、尿闭等失血性休克表现。

3. 配合医生实施以下止血措施

（1）食管胃底静脉曲张破裂出血：用三腔二囊管压迫止血，三腔管使用前应进行充气、试压，检查是否漏气，向患者做好解释。置管后胶布固定必须牢固，防止因脱管气囊压迫气道，引起窒息死亡，应设专人看护。

压迫过程中每隔12h放气5～10min，以免受压时间过长致黏膜缺血糜烂。放气期间注意观察出血情况。为防止管壁和黏膜黏连，可间歇吞服5～10mL石蜡油。注意保持胃管通畅，每2h用生理盐水冲洗1次，置管2～3d病情稳定可考虑拔管。拔管前依次将食管囊、胃囊气体抽空，置管保留12h观察有无出血。拔管时口服石蜡油20～30mL，润滑管壁，防止因牵拉再次引起出血，操作动作要轻、稳。置管期间做好口鼻及皮肤护理，注意观察体温、脉搏、呼吸、血压、胃内容物及大便次数、颜色和量，以判断止血效果。

（2）食管静脉曲张硬化剂治疗：在内镜下用胃镜注射针向静脉内或静脉周围，多次注射适当的硬化剂，使静脉栓塞、机化，达到止血目的。一般在出血时或止血稳定后进行。治疗前向患者做好解释工作，消除其紧张情绪，使患者配合。治疗当日禁食，取下义齿，肌内注射地西泮和丁溴东莨菪碱（解痉灵）。术后给予静脉补液并应用抗生素，8 小时后可进少量冷流食。每次治疗间隔 1 周，4~6 周为 1 个疗程。整个硬化剂治疗期间进流食，术后密切观察病情变化，注意有无食管溃疡、食管狭窄、发热、穿孔、出血及胸骨后疼痛等并发症。

（3）降低门静脉压力药物治疗：可用生长抑素或垂体后叶素。静脉输注垂体后叶素时，注意保持管道通畅，防止药液外渗，造成组织损伤。

4. 非食管静脉曲张出血　冰盐水洗胃止血法：下胃管抽净胃内容物和积血，注入冰盐水 100~200mL。嘱患者变换体位，使冰水与胃黏膜充分接触，降低胃黏膜温度，使血管收缩，减少出血，达到止血目的。10~15min 后将冰水全部抽出，反复数次，至抽出液完全澄清为止。再自胃管注入去甲肾上腺素冰盐水、凝血酶、云南白药或吉胃乐、奥芬溴铵（安胃灵）等药物，以促进止血，中和胃酸，保护胃黏膜。此法对小动脉出血非常有效。治疗中密切观察患者全身情况，对年老体弱者尤要注意心率、呼吸及血压变化，观察腹部情况，有无急性腹痛及腹膜炎等。冰水灌注量一般不宜过多，以免造成胃扩张并影响凝血。协助内镜下局部喷撒止血药、注射止血剂、压迫止血、微波、激光等治疗并观察疗效。

【护理问题】

1. 体液不足　与上消化道大量出血有关。

2. 活动无耐力　与失血性周围循环衰竭有关。

3. 有受伤的危险　创伤、窒息、误吸与食管、胃黏膜长时间受压，三腔双囊管阻塞气道，血液反流入气管有关。

【健康教育】

1. 疾病知识指导　引起上消化道出血的病因很多，应帮助患者及其家属掌握自我护理的有关知识，减少再度出血的危险。

2. 生活指导　①注意饮食卫生和饮食的规律；进营养丰富、易消化的食物；避免过饥或暴饮暴食；避免粗糙、刺激性食物，或过冷、过热、产气多的食物、饮料；应戒烟、戒酒。②生活起居有规律，劳逸结合，保持乐观情绪，保证身心休息，避免长期精神紧张、过度劳累。③在医生指导下用药，以免用药不当。

3. 识别并发症指导　患者及其家属应学会早期识别出血征象及应急措施，出现头晕、心悸等不适，或呕血、黑便时，立即卧床休息，保持安静，减少身体活动，立即送医院治疗。慢性病者定期门诊随访。

（李凤）

第五节　溃疡性结肠炎

溃疡性结肠炎是一种病因不明的慢性直肠和结肠非特异性炎性疾病。主要临床表现是腹泻、大便有黏液脓血、腹痛及里急后重。病程漫长，多反复发作。本病多发生于青壮年，也可见于儿童或老年人，男女发病率无明显差别。

【护理措施】

1. **休息**　给患者提供安静、舒适的休息环境，注意劳逸结合，生活要有规律，保持心情舒畅，以减少患者的胃肠蠕动及体力消耗。

2. **严密观察病情**　注意监测患者的体温、脉搏、心率、血压的变化，同时观察患者的皮肤弹性、有无脱水表现。还应注意观察腹泻、腹部压痛及肠鸣音情况，如出现鼓肠、肠鸣音消失、腹痛加剧等情况，要考虑中毒性巨结肠的发生，及时报告医生，积极采取抢救措施。

3. **饮食护理**　应给予高热量、富营养而少纤维、易消化软质食物，禁食生、冷食物及含纤维素多的蔬菜水果，忌食牛乳和乳制品。急性发作期患者应进食无渣流质或半流质饮食，病情严重者应禁食，并给予胃肠外营养，使肠道得以休息，利于减轻炎症，控制其病情发展。

4. **腹泻护理**　由于患者腹泻次数较多，里急后重症状严重，应将患者安排至离卫生间较近的房间，或室内留置便器。协助患者做好肛门及周围皮肤的护理，如手纸要柔软，擦拭动作宜轻柔，便后用肥皂与温水清洗肛门及周围皮肤，清洗后轻轻拭干，必要时给予护肤软膏涂擦，以防皮肤破损。同时注意观察粪便的量、性状、排便次数。

5. **用药护理**　应向患者做好有关药物的用法、作用、副反应等的解释工作，告知患者饭后服用柳氮磺胺吡啶可减少恶心、呕吐、食欲不振等药物副反应和坚持用药的重要性。对于采用灌肠疗法的患者，应指导患者尽量抬高臀部，以达到延长药物在肠道内的停留时间的目的。

6. **心理护理**　由于本病的病程特点，患者易出现抑郁或焦虑情绪。为此应耐心向患者做好卫生宣教工作，使其积极配合治疗。同时帮助患者认识到不良的心理状态不利于本病的修复，从而增强战胜疾病的信心和勇气。

【纤维结肠镜护理】

1. 适应证

（1）原因不明的下消化道出血和慢性腹泻久治不愈者。

（2）下腹痛、腹泻与便秘，X线钡餐检查阴性者。

（3）肠内有可疑病变，但不能明确病变性质者。

（4）肠道内肿物性质未定，炎性病变需明确范围、程度或疑有癌变者。

（5）结肠疾病的内镜治疗或手术定位。

（6）药物或手术治疗后复查。

2. 禁忌证

（1）严重心肺功能不全者。

（2）腹部手术后有严重黏连、妊娠或其他腹部疾病影响检查者。

（3）结肠急性炎症、重症溃疡性结肠炎、腹膜炎及疑有肠穿孔、肠瘘者。

（4）因精神或心理原因不能合作者。

3. 术前准备

（1）向患者解释检查的目的及过程和检查中的配合方法，以减轻患者的恐惧心理。

（2）检查前 2～3d 食用少渣饮食，检查前 1d 食用流食，检查当天空腹或饮少量糖水。

（3）检查前 1d 晚上服泻剂，以清洁肠道，也可在检查当天清洁灌肠。

（4）必要时遵医嘱术前半小时给予肌注阿托品或地西泮，以使患者镇静、缓解肠道痉挛。

4. 术中配合

（1）嘱患者左侧卧位，双腿屈曲。

（2）插入结肠镜时嘱患者深呼吸，以减轻不适感。

（3）注意观察患者面色、呼吸、脉搏，如有异常应立即报告检查者，停止检查并进行相应处理。

5. 术后护理

（1）做好肛门清洁护理。

（2）术后食用少渣饮食 3d。注意观察粪便颜色，必要时连续做 3 次粪便隐血试验，以了解有无活动性出血。

（3）密切观察生命体征和症状，如有剧烈腹痛、腹胀、面色苍白、血压下降、脉率及心率加快、大便次数较多呈黑色时提示肠出血。应及时报告医生，采取抢救措施。

【护理问题】

1. 腹泻　与炎症导致肠黏膜对水、钠吸收障碍以及结肠运动功能失常有关。

2. 疼痛　与肠道炎症、溃疡有关。

3. 营养失调　低于机体需要量，与长期腹泻及营养吸收障碍有关。

4. 有体液不足的危险　与肠道炎症致长期频繁腹泻有关。

5. 焦虑　与病情反复、迁延不愈有关。

6. 潜在并发症　中毒性巨结肠、肠癌变、大出血和肠梗阻。

【健康教育】

1. 饮食 合理进高蛋白、多种维生素、柔软、低渣、低纤维的饮食，少量多餐，避免食用冷的、刺激性的、易产生过敏反应的食物。

2. 活动 病重者、体质衰弱者应卧床休息，保证睡眠；轻者应鼓励患者参加一般的轻工作，生活应有规律，注意劳逸结合。

3. 避免精神过度紧张焦虑，避免因压力过大使高级神经功能紊乱，进而加重病情。

4. 恢复期指导

（1）应增强自我保健意识，提高其依从性。

（2）避免溃疡性结肠炎复发的常见诱因，如精神刺激、过度劳累、饮食失调、感染、擅自减药或停药。

（3）建立积极的应对方式，为患者提供较好的家庭及社会支持。

（4）避免情绪激动，减少生活事件的刺激。

（5）定期复诊，如有腹泻、腹痛、食欲缺乏、消瘦等症状随时复查。发生腹痛加剧或出现黑便应立即就诊。

5. 特别注意

（1）解痉药在使用时应掌握其不良反应，注意有无诱发结肠扩张的可能。

（2）患者不可以随意自行更改药物或随便加减药量，特别是激素类药物。

（3）不宜使用强烈的止泻药，以免诱发本病。

（4）注意保持局部清洁，长期卧床者特别强调臀部护理。

（薛卫强）

第六节 胃 癌

胃癌是常见的消化道癌肿之一，可分为早期和进展期。癌肿局限，深度不超过黏膜及黏膜下层，不论其有无局部淋巴结转移均称为早期胃癌。进展期胃癌深度超过黏膜下层。其发病率和死亡率与国家、种族及地区有很大的关系。

【护理措施】

1. 休息 保持安静、整洁和舒适的环境，有利于患者的睡眠和休息。早期胃癌患者，经过治疗后可从事一些轻工作和锻炼，应注意劳逸结合。中晚期胃癌患者需卧床休息，以减少体力消耗。做好生活护理和基础护理，使患者能心情舒畅地休息、治疗。

2. 注意观察疼痛的特点，遵医嘱给予相应的止痛药，或采用患者自控镇痛法。

3. 教给患者缓解疼痛的方法，如转移注意力。当患者注意力转移时，对疼痛的敏感性可降低。为患者提供舒适的环境，保证患者休息。

4. 及时了解患者的需要，给予精神上的支持，以提高患者对疼痛的耐受能力。

5. 按医嘱进行化学治疗，以抑制、杀伤癌细胞，使疼痛减轻，病情缓解。

6. 饮食应以合乎患者口味，又能达到身体基本热量的需求为主要目标。给予高热量、高蛋白与易消化的食物，忌油腻、辛辣、硬质和粗纤维食物。

7. 贲门癌伴有吞咽困难者，中、晚期患者应按医嘱静脉输入高营养物质或鼻饲，以维持机体代谢的需要。

8. 幽门梗阻时，可行胃肠减压，同时遵医嘱静脉补充液体。

9. 做好精神护理，树立正确对待疾病的观念，积极配合治疗。

10. 有癌前病变情况者，应定期检查，以便做到早期诊断、早期根治。

11. 指导患者保持乐观态度，情绪稳定，养成锻炼身体的习惯，以增强机体免疫力，以积极的心态面对疾病。

【护理问题】

1. 疼痛　与癌细胞浸润有关。

2. 营养失调　低于机体需要量，与胃癌造成吞咽困难、消化吸收障碍等有关。

3. 恐惧　与死亡威胁，手术、化疗等治疗，以及住院和生活方式改变等有关。

4. 有感染的危险　与化疗引起白细胞减少、免疫功能降低有关。

5. 活动无耐力　与疼痛及患者机体消耗有关。

6. 潜在并发症　出血、梗阻、穿孔等。

【健康教育】

1. 开展卫生宣教，提倡多食富含维生素 C 的新鲜水果、蔬菜，多食肉类、鱼类、豆制品和乳制品；避免高盐饮食，少进咸菜、烟熏和腌制食品；食品贮存要科学，不食霉变食物。有癌前状态者，应定期检查，以便早期诊断及治疗。

2. 指导患者运用适当的心理防卫机制，保持良好的心理状态，以积极的心态面对疾病。指导患者规律生活，保证充足的睡眠，根据病情和体力适量活动，增强机体免疫力。注意个人卫生，特别是体质衰弱者，应做好口腔、皮肤黏膜的护理，防止继发性感染。

3. 教会患者及家属如何早期识别并发症，及时就诊。指导患者合理用药，定期复诊，以监测病情变化和及时调整治疗方案。

（薛丹）

第七节 结核性腹膜炎

结核性腹膜炎是由结核杆菌引起的慢性、弥漫性腹膜感染，分为渗出型、黏连型、干酪型，临床上以黏连型为多见。在疾病发展过程中，黏连型或干酪型病变往往并存，称为混合型。

【护理措施】

1. 患者安静休息，消除紧张情绪。

2. 按时按医嘱服用抗结核药。

3. 加强营养，给予高蛋白、高热量、高维生素、易消化饮食。

4. 腹胀时给予热敷或驱风合剂。

5. 腹水严重影响呼吸时采取半卧位并给予氧气吸入。

6. 腹泻时保持肛周清洁卫生，观察有无脱水现象。

7. 预防结核病发生，对患肺、肠，肠系膜淋巴结、输卵管等结核病应早期治疗。

【护理问题】

1. 疼痛 腹痛，与腹膜炎症及伴有肠梗阻等并发症有关。

2. 营养失调 低于机体需要量，与结核毒血症导致营养消耗过多和摄入量减少、消化吸收障碍有关。

3. 潜在并发症 肠梗阻、肠穿孔、肠瘘等。

【健康教育】

1. 生活指导 指导患者充分休息，避免劳累，加强营养，教育患者维持良好的营养对疾病恢复具有重要意义。

2. 用药指导 指导患者坚持规律、全程抗结核治疗，注意药物的不良反应，不能自行停药。定期复查，以便掌握病情变化和调整治疗方案。

（刘菲菲）

第八节 肠结核

肠结核是结核杆菌侵犯肠道引起的慢性特异性感染，绝大多数继发于肠外结核，主要是开放性肺结核。一般分为增生及溃疡两大类。

【护理措施】

1. 避免辛辣、油腻食物，少食多餐，细嚼慢咽，给予易消化、营养丰富、纤维含量少的软食。

2. 腹泻的患者便后给予肛周护理。

3. 便秘时使用开塞露或其他缓泻剂。

4. 患者发热时多饮水，退热时及时擦干汗液，防止受凉。

5. 注意休息。

【护理问题】

1. 疼痛　腹痛，与结核分枝杆菌侵犯肠壁有关。

2. 腹泻　与溃疡性肺结核有关。

3. 营养失调　低于机体需要量，与结核杆菌毒性作用、消化吸收功能障碍有关。

4. 知识缺乏　缺乏结核病的预防及治疗知识。

5. 潜在并发症　肠梗阻、结核性腹膜炎、肠穿孔。

【健康教育】

1. 疾病知识指导　向患者讲解疾病知识和治疗方法，解释疾病过程及临床表现，告诉患者要定期复查，按时服药。

2. 生活指导　建议患者合理饮食，积极隔离及治疗肺结核，教育患者不要吞咽痰液，提倡分餐，消毒餐具。不要饮用未经消毒的牛奶。

（李凤）

第九节　肝硬化

肝硬化是因一种或多种病因长期或反复发作于肝脏，而造成的慢性进行性弥漫性肝病。病理特点为广泛的肝细胞变性坏死、再生结节形成、结缔组织增生，致使肝小叶结构破坏和假小叶形成。

【护理措施】

1. 一般护理

（1）合理的休息：研究证明卧位与站立时肝脏血流量有明显差异，前者比后者多40%以上。因此合理的休息既可减少体能消耗，又能降低肝脏负荷，增加肝脏血流量，防止肝功能进一步受损和促进肝细胞恢复。肝功能代偿期患者应适当减少活动和工作强度，注意休息，避免劳累。若病情不稳定、肝功能试验异常，则应减少活动，充分休息。有发热、黄疸、腹水等表现的失代偿患者，应以卧床休息为主，并保证充足的睡眠。

（2）正确的饮食：饮食营养是改善肝功能的基本措施之一。正确的进食和合理的营养，能促进肝细胞再生，反之则会加重病情，诱发上消化道出血、肝性脑病、腹泻等。肝硬化患者应以高热量、高蛋白、高维生素且易消化的食物为宜，适当限制动物脂肪的摄入，不食增加肝脏解毒负荷的食物和药物。一般要求每日总热量在 10.46 ~ 12.55kJ（2.5 ~ 3.0kcal）。蛋白质每日 100 ~ 150g，蛋白食物宜多样化、易消化、含有丰富的必需氨基酸；脂肪每日 40 ~ 50g；要有足量的 B 族维生素、维生素 C 等。为防便秘，可给含纤维素多的食物；肝功能显著减退的晚期患者或有肝性脑病先兆者给予低蛋白饮食，限制蛋白每日在 30g 左右；伴有腹水者按病情给予低盐（每日 3 ~ 5g）和无盐饮食，腹水严重时应限制每日的入水量；黄疸患者补充胆盐。禁忌饮酒、咖啡、烟草和高盐食物；避免有刺激性及粗糙坚硬的食物，进食时应细嚼慢咽，以防引起食管或胃底静脉破裂出血。教育患者和家属认识到正确饮食和合理营养的意义，并且理解饮食疗法必须长期持续，要有耐心和毅力，使患者能正确掌握，家属能予以监督。

2. 心理护理 肝硬化患者病程漫长，久治不愈，尤其进入失代偿期后，患者心身遭受很大痛苦，承受的心理压力大，心理变化也大，因此在常规治疗护理中更应强调心理护理。需做好以下几方面：①保持病房的整洁、安静、舒适，从视、听、嗅、触等方面消除不良刺激，使患者在生活起居方面感到满意。②对病情稳定者，要主动指导患者和家属掌握治疗性的自我护理方法，包括通过多种形式宣教有关医疗知识，消除他们的恐惧、悲观感，树立信心；帮助分析并发症发生的诱因，增强患者预防能力；对心理状态稳定型患者可客观地介绍病情及检查化验结果，以取得其配合。③对病情反复发作者，要热情帮助其恢复生活自理能力，增强战胜疾病的信心；对抑郁悲观型患者应给予极大的同情心，充分理解他们，帮助他们解决困难；对怀疑类型的患者应明确告知诊断无误，客观介绍病情，并使其冷静面对现实。④根据病情需要适当安排娱乐活动。

3. 药物治疗的护理 严重患者特别是老年患者进食少时，可静脉供给能量，以补充机体所需。研究表明，80% ~ 100% 的肝硬化患者存在程度不同的蛋白质能量营养不足，因此老年人需按每日每千克体重摄入 1.0g 蛋白质作为基础需要量，以补充由疾病等相关因素造成的额外丢失。补充蛋白质（氨基酸）时，应提供以必需氨基酸为主的氨基酸溶液。若肝功损害严重，则以含丰富支链氨基酸（45%）的溶液作为氨源为佳。目前冷冻血浆的使用越来越广泛，使用过程中应注意掌握正确的融化方法和输注时不良反应的观察。一般融化后不再复冻。使用利尿剂时，应教会患者正确服用利尿药物，通常需向患者讲述常用利尿药的作用及副作用。指导患者掌握使用利尿药的观察方法，如体重每日减少 0.5kg，尿量每日达 2000 ~ 2500mL，腹围逐渐缩小。

【护理问题】

1. 焦虑、恐惧　与担心疾病预后、经济负担等有关。

2. 营养失调　低于机体需要量，与肝功能减退、营养物质摄入不足、消化吸收功能障碍等有关。

3. 体液过多　与肝功能减退导致低蛋白血症、醛固酮和抗利尿激素增多、淋巴回流受阻等有关。

4. 知识缺乏　缺乏预防上消化道出血的知识。

5. 潜在并发症　上消化道出血、肝性脑病、肝肾综合征、自发性腹膜炎等。

【健康教育】

指导和帮助患者及家属掌握有关肝硬化护理的一般知识，做好自我护理，以使病情稳定和好转。肝硬化患者应有充足休息和睡眠，防止劳累，保持生活规律、身心愉快，注意保暖，讲究卫生，防止各系统感染。

肝硬化患者不论属代偿或非代偿期均应劝导其禁酒以免加重肝脏损害。失代偿期患者由于水钠潴留或腹水应酌情控制钠盐摄入，饮食以低渣、高蛋白、高糖、易消化为原则。腹水患者需了解各种食物含钠情况：高钠食物有咸肉、泡菜、酱菜、酱油、午餐肉罐头、其他罐头和含钠味精等；含钠中等量的食物有蛋类、牛乳、番茄汁、饼干等；低钠食物有水果、鸡、肝、新鲜蔬菜等。含钾丰富的食物有香蕉、橘子、枣子、番茄、苹果等。忌暴饮暴食。有肝性脑病趋势者宜低蛋白饮食。有食管静脉曲张者忌食带刺及粗硬食物，如碎骨鸡、碎骨鱼、油炸食物及硬果类等。

肝硬化患者需服用多种药物，但忌各种药物同时服用以免加重肝脏负担。服利尿剂者，需遵医嘱服药，准确记录尿量，定期复查有关化验指标，及时调整药量。

（王霞）

第十节　原发性肝癌

肝细胞或肝内胆管细胞所发生的癌肿，称之为原发性肝癌（简称肝癌）。本病是我国常见恶性肿瘤之一，可发生于任何年龄，以 40～49 岁为最多，男女之比为 2：1～5：1。目前，原发性肝癌发病率在世界各地均有上升趋势。

【护理措施】

1. 心理支持　应给予患者诚挚的关心和帮助，并了解患者的心态，根据其所处的情绪阶段给予适当的护理。要尊重患者的权利，进行任何检查和治疗时需讲清目的和副反应，以取得患者的积极配合。鼓励患者参与治疗和护理，同时，应注意照顾患者家属的情绪，家属的不良情绪可影响患者。要给予患者家属一定的心理支持，耐心倾听其感受，适时地给予协助指导，使患者获得最大的心、身支持。

2. 疼痛的护理 给患者创造一个舒适、安静的休养环境。遵医嘱应用止痛药物，减轻患者疼痛。同时，可鼓励患者采用非药物止痛方法进行止痛，如听录音机或回想一些以往的美好事物以转移注意力。

3. 饮食护理 鼓励患者进食，安排良好的进食环境，保持患者口腔清洁，以促进食欲。提供高蛋白、高维生素饮食，为减轻肝脏负担，避免食用高脂、高热量、刺激性食物。腹水严重者应限制水、钠的摄入量。进食少者可给予静脉补液等支持疗法，必要时给予静脉补充白蛋白等。伴有肝功能衰竭或肝性脑病倾向的患者，蛋白质的摄入量应减少，甚至禁食。

4. 病情监测 密切观察病情的进展，如肝脏的大小、疼痛变化，黄疸、发热、腹水、恶心、呕吐情况变化。观察有无肝性脑病、出血性休克等表现，如有异常表现，应及时报告医生，采取急救措施。

5. 化疗的护理 做化疗前应向患者讲解有关的副反应，让患者有充分的心理准备，帮助患者采取适当的措施以避免或减轻副反应。如恶心、呕吐症状出现时，可采用深呼吸、少量多餐、遵医嘱使用止吐剂等方法来缓解症状。应用化疗药时应根据药物用法正确操作，避免把化疗药漏到血管外，以免造成组织坏死。

6. 预防感染的护理 观察患者生命体征及体温的变化，监测血象变化，观察有无呼吸道、泌尿系统相关感染症状。保持病房干净，空气新鲜，减少探视，做好各项基础护理，严格遵循无菌原则进行各项操作，防止交叉感染。

7. 肝动脉栓塞术后护理

（1）饮食与营养：术后禁食2~3d，以减轻恶心、呕吐。开始进食时可先摄入流质并少量多餐。因术后肝缺血可影响蛋白质合成，应密切监测血浆蛋白，如少于25g/L应静脉补充白蛋白，同时注意维持水、电解质平衡。

（2）术后48h内遵医嘱可给予止痛药，以减轻腹痛。低热为术后正常反应，但持续高热应向医生报告。

（3）鼓励患者深呼吸、排痰，预防肺部感染。若发现精神错乱、行为异常等肝性脑病前驱症状时应向医生报告。

【护理问题】

1. 疼痛 与肿瘤进行性增大、肝包膜张力增高或肝动脉栓塞术后产生栓塞综合征等有关。

2. 营养失调 低于机体需要量，与疼痛不适、食欲下降、化疗所致的胃肠道反应、恶性肿瘤造成的慢性消耗等有关。

3. 预感性悲哀　与担忧疾病预后和生存期限有关。

4. 潜在并发症　肝性脑病、上消化道出血、肝癌结节破裂出血、继发感染、凝血功能障碍。

【健康教育】

1. 注意饮食及饮水卫生，做好粮食保管，防霉去毒，保护水源，防止污染。积极宣传和普及肝癌的预防知识，定期对肝癌高发区人群进行普查，以预防肝癌发生和早期诊治肝癌。

2. 指导患者合理进食，饮食宜少量多餐，多食营养丰富、均衡和富含维生素的食物，避免摄入高脂肪、高热量和刺激性食物，以清淡、易消化为宜。伴有腹腔积液、水肿者，应严格控制水、食盐摄入量。若有肝性脑病倾向，应减少蛋白质的摄入。戒烟、戒酒，减少对肝脏的损害。

3. 按医嘱服药，忌服对肝脏有损害的药物，戒烟、酒。指导患者疼痛放松疗法，正确使用镇痛药物。定期放疗和化疗，定期复查血常规，根据病情发展随时调整治疗方案。

4. 指导患者保持乐观情绪，建立积极的生活方式，增加精神支持。保持生活规律，注意劳逸结合，避免情绪剧烈波动和劳累，以减少肝糖原的分解，减少乳酸和血氨的产生。有条件者参加社会性抗癌组织活动，增强精神支持力量，以提高机体抗肿瘤功能。

5. 指导患者术后恢复功能锻炼并讲解其目的、意义。进行有效深呼吸、咳嗽、咳痰、吹纸训练，进行轻度谨慎肺叩击，防止肺部感染。注意置胃管、禁食者的口腔卫生，防止口腔感染。向患者解释放置各种导管的目的、注意事项。

6. 每3~6个月复查1次，若出现进行性消瘦、贫血、乏力、发热等症状及时就医。

（刘菲菲）

第十一节　肝性脑病

肝性脑病是严重肝病引起的、以代谢紊乱为基础的中枢神经系统功能失调的综合征，其主要临床表现是意识障碍、行为失常和昏迷。

【护理措施】

1. 密切观察患者思维、认识的变化，以判断意识障碍的程度。加强对患者血压、脉搏、呼吸、体温、瞳孔的监测并做记录。定期抽血复查肝肾功能、电解质的变化，有情况及时报告并协助医生处理。

2. 安慰患者，提供感情支持，切忌伤害患者的人格，更不能嘲笑患者的异常行为。

3. 尽量安排专人护理，患者清醒时向其讲解意识模糊的原因，训练患者的定向力，利用电视、收音机、报纸、探视者等提供环境刺激。

4. 患者如有烦躁应加床栏，必要时使用约束带，防止发生坠床及撞伤等意外。

5. 评估并协助医生迅速去除和避免诱发因素

（1）避免应用镇静安眠药、麻醉药等：因其可直接抑制大脑和呼吸中枢，造成缺血，加重肝脏损害，并且脑细胞缺氧可降低对氨的耐受性。

（2）防止大量输液：过多液体可引起低血钾、稀释性低血钠、脑水肿等，从而加重肝性脑病。

（3）避免快速利尿和大量放腹水，防止有效循环血量减少及大量蛋白质和水电解质丢失，肝脏损害加重。

（4）防止感染：机体感染加重肝脏吞噬、免疫及解毒功能的负荷，并引起机体分解代谢提高，使氨的产生增加及耗氧量增加。

（5）保持大便通畅：肝性脑病患者由于肠蠕动减弱，易发生便秘，便秘使含氨及其他有毒物质在肠道存留时间延长，促进毒素吸收。

（6）上消化道出血：可使肠道产氨增多，从而使血氨增高诱发本病，故出血停止后也应灌肠和导泻。

（7）禁食或限食者避免发生低血糖。

6. 减少饮食中蛋白质的供给量　昏迷开始数日内禁食蛋白质，供给以糖（碳水化合物）为主的食物，每日供给足够的热量和维生素。神志清醒后可逐步增加蛋白质饮食，以植物蛋白为好。

7. 用药护理

（1）应用谷氨酸钠或谷氨酸钾时，要注意观察患者的尿量、腹水和水肿状况，尿少时慎用钾剂，明显腹水和水肿时慎用钠盐。应用精氨酸时，滴注速度不宜过快，以免引起流涎、面色潮红与呕吐。

（2）应用苯甲酸钠时注意患者有无饱胀、腹绞痛、恶心、呕吐等。

（3）长期服新霉素不宜超过1个月，并做好听力和肾功能的监测。

（4）根据医嘱及时纠正水、电解质和酸碱失调，做好出入量的记录。

（5）保护脑细胞功能，可用冰帽降低颅内温度，以减少能量消耗。根据医嘱静脉快速滴注高渗葡萄糖、甘露醇以防止脑水肿。

8. 做好昏迷患者的护理

（1）保持患者的呼吸道通畅，保证氧气的供给。

（2）做好口腔、眼的护理，对眼睑闭合不全、角膜外露的患者可用生理盐水纱布覆盖眼部。

（3）尿潴留患者给予留置导管导尿，并详细记录尿量、颜色、气味。

（4）预防压疮，定时翻身，保持床褥干燥、平整。

（5）给患者做肢体的被动运动，防止静脉血栓形成及肌肉萎缩。

9. 与照顾者建立良好的关系，了解照顾者存在的困难，让其了解本病特点，做好充分的心理护理。

10. 与照顾者一起讨论护理问题，了解其顾虑和感受，帮助合理安排时间，制订一个切实可行的照顾计划。

11. 关心并强调照顾者需要注意保护自己的健康，使睡眠、营养等保持平衡。

12. 与照顾者讨论其他可能的资源和社会支持，如患者工作单位、居委会等，告诉照顾者一些可以利用的条件，如社会服务设施、交通情况等。

13. 家属要给予患者精神支持和生活照顾，指导家属学会观察患者病情的变化，一旦发现有性格行为、睡眠等有关精神神经的改变，应及时治疗，防止病情恶化。

【护理问题】

1. 感知改变 与血氨增高影响大脑细胞能量代谢和神经传导及肝功能减退有关。

2. 照顾者角色困难 与患者意识障碍、照顾者缺乏照顾知识及经济负担过重有关。

3. 营养失调 低于机体需要量，与肝功能减退、消化吸收障碍、控制蛋白摄入有关。

4. 知识缺乏 缺乏预防肝性脑病的有关知识。

【健康教育】

1. 疾病预防知识指导 向患者和家属介绍肝脏疾病和肝性脑病的有关知识，指导其认识肝性脑病的各种诱发因素，要求患者自觉避免诱发因素，如限制蛋白质的摄入，不滥用对肝有损害的药物，保持大便通畅，避免各种感染，戒烟酒等。

2. 用药指导 指导患者按医嘱规定的剂量、用法服药，了解药物的主要不良反应，并定期随访复诊。对于乙型肝炎活动性肝硬化患者，应用口服核苷（酸）类药物（如拉米夫定、替比夫定、阿德福韦、恩替卡韦或替诺福韦）；抗乙肝病毒治疗者，告知并强调不能漏服或擅自停服，否则易致耐药失效甚至肝炎复发重症化，服药期间必须定期到肝病专科复诊监测疗效、不良反应与病毒耐药情况，必要时调整抗病毒治疗方案。

3. 家庭指导 使患者家属认识疾病的严重性，告诉其肝性脑病发生时的早期征象，以便患者发生肝性脑病时能及时被发现，及时得到诊治。家属要给予患者精神支持和生活照顾，协助患者提高自我保健，帮助患者树立战胜疾病的信心。

（李凤）

第十二节 急性胆囊炎

急性胆囊炎是因胆囊内胆汁排泄不畅或细菌感染引起的胆囊急性炎症。

【护理措施】

1. 减轻或控制疼痛 根据疼痛的程度和性质，采取非药物或药物的方法。

（1）卧床休息：协助患者采取舒适体位，指导其进行有节律的深呼吸，达到放松和减轻疼痛的目的。

（2）合理饮食：病情较轻且决定采取非手术治疗的急性胆囊炎患者，指导其清淡饮食，忌油腻食物；病情严重且拟急诊手术的患者给予禁食和胃肠减压，以减轻腹胀和腹痛。

（3）药物镇痛：对诊断明确的剧烈疼痛者，可遵医嘱通过口服、注射等方式给予消炎利胆、解痉或镇痛药，以缓解疼痛。

（4）控制感染：遵医嘱及时合理应用抗菌药物，通过控制胆囊炎症，减轻胆囊肿胀和胆囊压力达到减轻疼痛的目的。

2. 维持体液平衡 在患者禁食期间，根据医嘱经静脉补充足够的水、电解质和维生素等，以维持水、电解质及酸碱平衡。

3. 并发症的预防及护理

（1）加强观察：严密监测患者生命体征及腹痛程度、性质和腹部体征变化。腹痛进行性加重，且范围扩大，出现压痛、反跳痛、肌紧张等，同时伴有战栗、高热的症状，提示胆囊穿孔或病情加重。

（2）减轻胆囊内压力：遵医嘱应用敏感抗菌药物，以有效控制感染，减轻炎性渗出，达到减少胆囊内压力、预防胆囊穿孔的目的。

（3）及时处理胆囊穿孔：一旦发生胆囊穿孔，应及时报告医师并配合做好紧急手术准备。

【护理问题】

1. 疼痛 与结石梗阻有关。

2. 体温过高 与疾病所致的炎性反应有关。

3. 有体液不足的危险 与呕吐、胃肠减压有关。

4. 有感染的危险 与胆道炎症有关。

【健康教育】

1. 休息与运动 合理安排休息，适当运动。

2. 饮食指导 饮食宜清淡、易消化，忌食辛辣、油炸食物，多食蔬菜、水果，每餐不宜过饱。

3. 用药指导 遵医嘱用药，不擅自增减药物。

4. 复诊须知 15d 内门诊复诊，定期复查腹部 B 超，不适随诊。

（薛丹）

第十三节 急性胰腺炎

急性胰腺炎是指胰腺及其周围组织被胰腺分泌的消化酶自身消化的化学性炎症。临床以急性中上腹痛、发热、恶心、呕吐、血与尿淀粉酶增高为特点，是常见的消化系统急症之一，多见于青壮年。

【护理措施】

1. 患者绝对卧床休息，保证睡眠时间，以降低代谢率，增加肝脏血流量，促进组织修复和体力恢复。协助患者选择舒适的体位，如弯腰、屈膝仰卧，以减轻疼痛，并鼓励患者翻身。因剧痛辗转不宁者要防止坠床，周围不要有危险物品，以保证安全。

2. 向患者解释禁食的意义，让患者严格禁食。禁饮 1～3d，明显腹胀者行胃肠减压，以防止进食刺激胃酸分泌，进而刺激胰腺分泌消化酶，加重胰腺炎症。口渴者可含漱或湿润口唇，做好口腔护理。

3. 遵医嘱给解痉止痛剂，注意观察止痛效果，效果不佳时报告医生，配合使用其他药物如哌替啶。禁用吗啡，以防引起 Oddi 括约肌痉挛，加重疼痛。

4. 观察疼痛有无减轻，其性质和特点有无改变。

5. 安慰患者，减轻患者紧张、恐惧情绪，指导患者减轻腹痛的方法，如松弛疗法、皮肤刺激疗法。满足患者的生活需求，协助做好生活护理。

6. 注意呕吐物的量及性质，行胃肠减压者，保持引流管通畅，观察和记录引流量及性质。做好出入量的记录，以作为补液依据。观察皮肤色泽、弹性有无变化，以判断失水程度。定时留取标本，监测血尿淀粉酶的变化，监测血钾离子、血钠离子、血钙离子、血糖变化，做好酸碱平衡的测定。

7. 按医嘱根据脱水程度、年龄大小和心肺功能调节输液速度，及时补充因呕吐、发热及禁食所丢失的液体和电解质，纠正酸碱失衡。

8. 定时测量患者体温、脉搏、呼吸，特别是血压、神志及尿量的变化。如出现神志改变、血压下降、尿量减少、皮肤苍白、冷汗等低血容量性休克的表现，应配合医生进行抢救。

（1）患者取平卧位，吸氧，保暖。

（2）迅速建立静脉通道，必要时静脉切开，按医嘱输注液体、血浆或全血，补充血容量。根据血压调整给药速度，必要时测量中心静脉压，以决定输液量和速度。

（3）迅速准备好抢救用物，如静脉切开包、人工呼吸器、气管切开包等。

（4）如循环衰竭症状不见好转或有心力衰竭，按医嘱给升压药物或强心剂。同时注意有无弥散性血管内凝血的发生，及早给予治疗。

9. 监测患者体温的变化，注意热型及升高的程度，监测血象中白细胞计数的变化。

10. 高热时可采取头部冰敷、乙醇擦浴等物理降温的方法，并观察降温效果。

11. 遵医嘱使用抗生素，严格执行无菌操作。

12. 病房注意定期进行空气消毒，减少探视人数。

13. 指导患者及家属掌握饮食卫生知识，患者应有规律地进食，宜食用低脂、无刺激性的食物，戒烟酒，以防止复发。

【护理问题】

1. 疼痛　与胰腺及其周围组织炎症、水肿或出血坏死有关。

2. 有体液不足的危险　与频繁呕吐、禁食、发热有关。

3. 体温过高　与胰腺的炎症、坏死和感染有关。

4. 恐惧　由于剧烈腹痛所致。

5. 潜在并发症　上消化道出血、感染、多器官功能衰竭及术后出血、胰瘘、胆瘘、肠瘘等。

【健康教育】

1. 鼓励患者每天进行可耐受的活动，以不出现心悸、气短、乏力等症状为宜。

2. 积极治疗胆管结石，消除诱发胰腺炎的因素。告知患者饮酒与胰腺炎的关系，强调戒酒的重要性。

3. 宣教低脂饮食、高热量、高蛋白、富含维生素、易消化饮食的重要性，少量多餐。

4. 指导患者遵医嘱服药及服药须知，如药名、作用、剂量、途径、不良反应及注意事项。

5. 指导疼痛评估法、放松疗法及正确使用镇痛药物，放置各种导管的目的、注意事项和引起的不适。

　　6. 指导并发糖尿病患者进行饮食控制，宣教糖尿病饮食和相关注意事项。

　　7. 保持良好的精神状态，避免情绪激动。

　　8. 帮助患者及家属正确认识胰腺炎易复发的特性，强调预防复发的重要性。注意腹部体征，若出现左上腹剧烈疼痛应及时就诊。

（薛丹）

第四章 神经系统疾病患者的护理

第一节 癫 痫

癫痫是一组反复发作的神经元异常放电而引起的暂时性中枢神经系统功能障碍的临床综合征。

【护理措施】

（一）一般护理

1. 休息与活动 床单位应配置柔软的床垫、床旁护架、吸氧和吸痰装置，床旁桌备有若干缠有纱布的压舌板或小布卷等；若出现发作先兆应立即卧床休息。

2. 排便排尿的护理 癫痫发作伴意识障碍或大小便失禁者，需及时清除污物，做好会阴部皮肤护理。

（二）癫痫发作时的护理

1. 患者抽搐发作时，需有专人守护、观察和记录全过程，注意意识状态和瞳孔的变化，以及抽搐的部位、持续时间、间隔时间等。

2. 对强直-阵挛发作者要扶持患者平躺，防止跌伤或伤人。

3. 立即解开衣领、衣扣和腰带，迅速将缠有纱布的压舌板或小布卷置于患者一侧上、下白齿间，以防咬伤舌和面颊部。有义齿者必须取出。

4. 不可强行按压或用约束带捆扎抽搐的肢体，以防骨折，可用枕头或其他柔软物保护大关节不致碰撞床栏等硬物，在背后垫一卷衣被之类的软物可以防止椎骨骨折。

5. 将患者的头部侧向一边，及时吸出呼吸道分泌物和呕吐物并给予吸氧，以减少呼吸道阻塞和改善缺氧。必要时配合行气管切开术或用人工呼吸机辅助呼吸。禁止口腔测温，应测腋下温度或肛温。

6. 少数患者在抽搐停止、意识恢复过程中有短时间的兴奋躁动，应防止自伤或伤人。

（三）药物治疗的护理

1. 观察疗效 观察痫性发作的次数是否减少、间隙期是否延长、发作时程是否缩短等。

2. 观察不良反应 各种药物都有多项不良反应，轻者如胃肠道反应等一般不影响治疗；中度者如眼球震颤、共济失调等是药物过量所致的神经中枢中毒现象，减量后即可消失；偶可发生严重的不良反应，如有精神症状、粒细胞缺乏等应及时提醒医师撤换药物。

3. 注意事项 用药期间监测血药浓度，同一患者每次采血样的时间应固定，并需在上次服药后间隔6h以上采取血样；苯妥英钠有强碱性，宜在饭后吞服；对于发作多在夜晚和清晨的患者，用药可以集中在下午和入睡前；地西泮偶可抑制呼吸，静脉注射时需注意观察，有不良反应则需立刻停止注射。

【护理问题】

1. 有窒息的危险 与癫痫发作时意识丧失、喉头痉挛、口腔和气管分泌物增多有关。

2. 有意外受伤的危险 与癫痫发作时意识丧失或精神失常、判断障碍有关。

3. 知识缺乏 对本病的认识以及药物治疗的原则认识不足。

4. 生活自理能力下降 与癫痫持续发作有关。

【健康教育】

1. 避免诱发因素 避免过度疲劳、睡眠不足、便秘、感情冲动等诱因。

2. 饮食指导 保持良好的饮食习惯，食物以清淡且营养丰富为宜，不宜辛、辣、咸、过饱。

3. 适当活动 鼓励患者参加有益的社交活动，注意劳逸结合。

4. 注意安全 避免单独行动，随身携带疾病卡片，以备发作时得到及时有效的处理。

5. 用药指导 严格按医嘱服药，注意药物不良反应。

（刘菲菲）

第二节 脑血管意外

所谓脑血管意外（CVA）即脑部的血液供应发生阻扰，而导致脑部组织坏死且突然失去脑部的功能。

脑血管意外大致可分为三大类：

1. 血栓 形成的小血块使血管的通道变窄，最后造成血管阻塞。其特点为：

（1）与高血压及糖尿病有密切关系，因这两种疾病会使动脉粥样硬化的过程加速。

（2）与颈动脉、锁骨下动脉及椎动脉的血管硬化疾病有关。

（3）一般年纪大的人较易发生。

2. 栓塞　大脑动脉被栓子所塞住而产生阻塞。其特点为：

（1）栓子一般源发于心内膜。

（2）可能发生于任何年龄；常与风湿性心脏病及心房颤动等疾病有关。

3. 颅内出血　其特点为：

（1）继发于高血压、损伤、动脉瘤而导致大脑动脉发生破裂。

（2）血液渗漏进入脑组织及蛛网膜下隙；产生一肿块而压迫脑部。

【护理措施】

（一）保持呼吸道通畅

1. 对意识不清的患者应采取侧卧位，并将头部抬高。

2. 注意患者有无呼吸障碍、发绀及气管分泌物增加的现象。必要时，协助医师插入气管内插管及使用呼吸机来辅助患者呼吸。

3. 维持呼吸道通畅，预防舌后坠阻塞呼吸道。

4. 患者有发生呼吸道阻塞与肺部感染的倾向，若患者意识清醒，应鼓励患者每小时深呼吸及咳嗽5次。

（二）维持循环功能

1. 评估心输出量是否足够。

2. 监测身体内液体状况，预防循环负荷过量。其具体措施为：

（1）谨慎调节静脉液体输入量。

（2）评价利尿剂的功效。

（3）评估四肢是否发生水肿。

（4）若有需要应限制患者水分的摄取。

（5）评估患者是否因循环负荷过量而引起呼吸系统的症状。

（三）避免颅内压升高

1. 根据患者的状况，若有需要应做神经评估。

2. 使患者维持半坐卧式，以促进脑部静脉回流及呼吸的功能。

3. 改变患者体位时，动作应轻缓，避免突发的动作。

4. 限制液体的摄取量在1500mL左右，以预防脑水肿加剧。

5. 评价摄入量与排出量是否达到平衡。具体内容如下：

（1）患者对利尿剂的反应。

（2）比较每日体重的变化。

（3）患者是否发生尿崩症，若有尿崩症现象，则应调整液体摄取量，以防发生脱水。

6. 维持24h之摄入与排出在平衡状态。

7. 避免使用镇静剂或麻醉剂。

8. 患者应避免用力咳嗽、用力解便及运动等。

9. 若有发热，应设法控制患者的体温。

（四）安置合适的卧姿

1. 卧床期间，不可使睡于患侧的时间太久，应安排各种适当的卧姿。

2. 使用枕头、足托板、沙袋等，协助患者校正或维持正确的身体姿势。

3. 为患者翻身时，应扶住关节，避免扭伤或脱臼。

4. 当患者仰卧时，应使用足托板，避免垂足及膝弯曲。也应使用粗隆卷轴于髋关节侧到膝关节侧，以预防髋关节外翻。

5. 仰卧时，为预防冰冻肩或肩关节脱臼，应予患侧腋下垫一枕头。侧睡时，应使头与身体呈一直线。

6. 患侧手臂不可施行静脉滴注，以免影响患者肢体活动及康复。

（五）补充营养

1. 评估患者呕吐反射与吞咽的功能，若无问题，即可以小心地喂食。

2. 将食物由患者健侧放入口中。

3. 选择患者容易控制与吞咽的食物（一般以固体食物为佳），液体常会引发咳嗽而使患者无法控制。

4. 喂食时，患者应采取半坐卧式，且在进食后仍坐30min，然后才可躺下。

5. 维持隐秘、安静、轻松、缓和的进食环境，不要催促患者。

6. 若患者无法由口进食，若有需要，协助医师替患者插上鼻胃管，进行灌食。

（六）大小便处理

1. 尽可能避免留置导尿管，一旦放置应尽早设法拔除，以防发生泌尿道感染。

2. 每2h给患者使用便盆或尿壶一次。

3. 预防便秘，增加饮食中的纤维素、给予软便剂等。

4. 让患者在隐秘的环境中解便，减少患者因大小便失禁而产生的情绪上的不良影响。

（七）施行关节全范围运动

为预防关节挛缩、肢体水肿及静脉血栓等并发症，应早期开始为患者做关节运动。运动的方法是一手握关节近端，一手握肢体远端，缓慢地活动关节，达到关节最大活动度或引起疼痛时的活动范围，维持3~5s。松弛型麻痹肢体，每天3~4次，每次每个动作做3~5次；痉挛型麻痹肢体，每天3~5次，每个动作做5~10次。

除此之外视患者情况，选择被动运动、被动-主动运动或主动运动。若是患者经一段时期的被动关节运动，而且患者意识已清醒，病况已缓解，则可让患者自己活动关节，护士在旁协助，使关节能活动达最大的范围（即主动-被动运动）；接着是由患者自行进行主动运动及等长肌肉收缩运动；若执行情况良好，还可加给患者阻力，进行对抗阻力的主动运动。进行的方法是：四肢各个关节、各个方向做对抗地心引力的运动；胸部做深呼吸、胸部扩张、腹式呼吸及咳嗽等运动，颈部及躯干的活动则视情况而定。如此运动的结果可保持或增进肌力，保持关节活动度，促进循环，预防骨质疏松，维持神经与肌肉的协调功能。

（八）使用降颅压药物或抗凝剂的注意事项

1. 降低颅内压的药物　目前普遍使用利尿剂及肾上腺皮质类固醇。若以上的治疗无效，则最近的处理方法是给予巴比妥类药物。

（1）利尿剂：最常用的药物有甘露醇，以静脉注射方式给予，使用的剂量是 1.5~2g/kg，以 15%、20% 或 25% 的浓度，以 30~60min 的时间推注完毕。在开始推注后 15min 便可使颅内压下降，而且在停止推注后 3~8h 仍继续作用，而利尿作用则在开始推注 1h 之内便发生。甘露醇会导致严重的水、电解质不平衡，所以有肾病的患者不可用甘露醇来降低颅内压。在给药之前后，应密切监测患者肾脏的状况、排尿量、电解质含量、液体量及中心静脉压。

另一种常用的药物是甘油，输注时亦应注意输液速度。通常是每 3h 输入 200mL，在 30~45min 内滴完；或每 12h 输入 250mL，在 45~60min 内滴完。灌注前后都应测量血压及评估意识状态，当血压降低、意识障碍程度减轻时，应逐渐减量。

（2）肾上腺皮质类固醇：减低颅内压最常用的肾上腺皮质类固醇是地塞米松，一般的剂量是 10mg，以静脉内注射给予；继之每 6h 以静脉注射或肌肉注射的方式给 4~6mg，视患者的反应，可增加药物的剂量与给药次数。

（3）巴比妥类：患者对以上降低颅内压的药物治疗无效时，可试着给患者大量的短效巴比妥类药物。虽然其真正的作用机制并不很明确，但它可因全身血压降低及降低脑部血液而使颅内压下降。一般常用的巴比妥类药物有苯巴比妥及硫喷妥钠，使用这类药物治疗的患者应插入气管内插管，持续用呼吸器，并不断地予以密切的监测。

2. 抗凝血剂　经脑血管造影术证实是由于动脉粥状硬化引起者，一般会使用抗凝血剂来治疗，常使用的抗凝血剂有肝磷脂、双香豆素、尿激酶及阿司匹林。患者若接受此治疗应注意：

（1）应在诊断确定不是脑出血后才可开始给药。

（2）在用药期间若发现有出血倾向，应减量或停药，并注射维生素 K。

（3）在用药期间应保护患者，避免外伤，以防意外出血。

（九）观察意识状态及肢体运动之功能

应用格拉斯哥昏迷等级的评分法来评估患者眼睛活动、肢体运动及语言的功能，以评估患者的意识程度。另外还需密切观察和测量患者的生命征象及瞳孔之大小与对光反射等。

（十）与患者沟通

1．对理解能力有缺陷的患者

（1）交谈时减少外来的干扰。

（2）若患者不注意，他将难以了解对方说了些什么，所以需将患者精神分散的情形减至最低。

（3）自患者视野中除去不必要的东西，关掉收音机或电视。

（4）一次只有一人对患者说话。

（5）若患者精神分散，则重复叫患者的名字或拍其肩膀，走进其视野，使其注意。

2．对表达能力有缺陷的患者

（1）用简短的"是""不是"的问题让患者回答。

（2）说话的时候缓慢，并给予患者充分的时间以回答问题。

（3）设法预期患者的某些需要，主动询问他们是否需要哪一件东西。

（4）患者若对说出物体的名称有困难，则先对患者说一遍。例如，先对患者说出"水"这个字，然后写下"水"给患者看，让患者跟着念；若是未受教育者，则拿实物给患者看。

（5）若患者所说的话其他人听不懂，则应加以猜测并予以澄清。

（6）让患者说有关熟悉的事物。

（7）可教导患者用手势或用手指出其需要或身体的不适。

（8）利用所有的互动方式刺激患者说话。

（十一）增加知觉刺激，预防知觉刺激不足

1．确定环境中含有可以维持感觉输入的适当刺激，必要时应重新布置环境，利用电话、收音机、录音机或电视，安排对患者有意义的感官刺激。

2．在患者单位安置醒目的时钟、日历、作息时间表、活动日程表，美化环境的布置，使单位中的刺激更具结构。

3．使患者感觉其周围有熟悉的人、事或物。

4．鼓励患者运用尚存的知觉克服既存的缺损，在患者面前应尽量强调其完好的知觉，减少患者的挫折感。

（十二）在康复期协助患者独立处理日常活动

1．鼓励患者自行进食。

2．给予患者容易穿、脱的衣服，并训练其自行穿、脱衣服。

3．让患者自己做健侧肢体的主动运动，并以健侧肢体协助患侧肢体做关节全范围活动。

4．对失去功能的肢体做物理治疗，使其功能重建。

5. 当患者采用坐姿时，协助患者维持平衡感。

6. 鼓励患者自己执行每日的个人清洁。

7. 进行大小便训练。

8. 鼓励患者以语言表达个人感受。

（1）对严重语言障碍的患者应施以语言治疗。

（2）常给予有意义的语言刺激。

（3）让患者有充分的时间回答问题。

（4）对患者说话要慢且清楚，不要一次给太多的指示。

（5）不要把患者当孩子般对待。

（6）患者的智能可能仍是正常，所以不要以为患者智能也发生障碍，而忽略患者的感受。

9. 有偏盲的患者应练习以转动头扫描的方式来代偿视野的缺失。

【护理问题】

1. 组织灌注量改变（脑） 与脑缺血、脑水肿或颅内高压有关。

2. 清理呼吸道无效 与意识障碍或咳嗽反射无效有关。

3. 有误吸的危险 与吞咽受损或意识障碍有关。

4. 感觉、感知改变（运动觉、触觉、视觉） 与意识改变、忽略征、感觉及视觉受损有关。

5. 语言沟通障碍 与大脑受损、意识改变有关。

6. 躯体移动障碍和自理缺陷 与偏瘫、意识改变或认知功能障碍有关。

7. 排尿异常（尿失禁或尿潴留） 与膀胱神经营养的改变或意识障碍有关。

8. 自我形象紊乱 与躯体或认知障碍有关。

9. 有遭受损伤的危险 与忽略征、视觉障碍以及肢体瘫痪或无力有关。

10. 性功能障碍 与身体功能改变有关。

11. 便秘 与液体摄入量过少或（和）活动量减少有关。

12. 吞咽困难 与和吞咽有关的肌肉乏力或咽反射减退有关。

【健康教育】

患者出院之前，除了训练患者能独立自主之外，若是患者因疾病已无法自我照顾时，则应教导家属如何利用鼻胃管灌食，如何清洁身体，若是有需要，还需教导吸痰的方法。

最重要的是，患者再一次发生脑血管意外的机会仍很大，所以应根据危险因子与致病因素，给予患者健康教育，以预防再发。

1. 治疗全身性疾病

（1）控制高血压。

（2）控制糖尿病。

（3）治疗心、肾疾病。

2. 控制饮食

（1）减少脂肪的摄取量，使血脂降低，避免体重增加。

（2）降低脂蛋白，减少胆固醇的摄取量，以预防动脉粥状硬化或小动脉硬化。

3. 避免长期大量抽烟 烟中的尼古丁可能会引起末梢血管的收缩。

4. 避免长期服用口服避孕药 据统计，服用者发生脑血管栓塞的概率比未服用者高9倍。

5. 每天进行规律性运动。

6. 避免精神紧张与身体过度劳累，特别是已患有高血压或其他心脏血管疾病者。

（李凤）

第三节 帕金森病

帕金森病又称震颤性麻痹，是一种常见的运动障碍疾病，以静止性震颤、运动减少、肌强直和体位不稳为主要临床特征。

【护理措施】

1. 安全护理 患者的动作渐趋笨拙，应避免患者发生跌倒等意外情况，应强调安全护理：①除去所有的门槛，以免绊倒患者。②除去一切尖角的家具。③在楼梯两旁加设栏杆。④在门把手附近的墙上增设扶手，以增加患者开、关门时的安全性。⑤垫高患者座椅的后脚，使患者较容易坐下或站起来。⑥在床尾处绑上粗长的绳子，使患者可以拉着绳子坐起来而便于下床。⑦升高坐便器的坐垫，并在厕所、浴室内增设扶手，方便患者穿、脱衣服及大小便等等。

2. 营养的供给 ①增加饮食中的热量、蛋白质和纤维素的含量。将食物事先切成小块、磨碎或给予半流质，易于咀嚼和吞咽。②给予有粗大把手的叉子或汤匙，使患者易于进食；如患者手指颤抖厉害时，可协助其进食。③给予患者充分的时间进食。④监测体重有无减轻。

3. 保持大小便通畅 ①让患者摄取足够的水分。②指导患者吸气后屏气，利用增加腹压的方法解便与排尿。③根据患者的习惯，排便时间相对固定。

4. 药物治疗的护理 ①向患者和家属讲解疾病的特点是起病缓慢，逐渐加重，虽不能根治，但药物治疗可以减轻症状，预防并发症，使其对治疗有正确的认识和合理的期望值。②告知患者药物的种类和剂量因人而异，应自小剂量开始逐渐达到疗效最好而不良反应尚轻为止，然后维持服用。③观察药物的不良反应，及早发现、及早处理。

5. 康复护理　①做关节的全范围运动可预防关节挛缩。②温水浴、按摩等物理治疗有助于缓解肌肉僵硬，并可预防挛缩。③观察头和颈部是否向前倾，指导患者注意姿势以预防畸形；躺在床上时不应垫枕头，还应定时取仰卧姿势。④指导患者在步行时应以足跟先着地，抬高脚趾，不要拖曳；鼓励患者手臂自然摆动，以舒展的步伐行走，较易保持平衡。⑤过度震颤者应让其坐在有扶手的椅子上，手抓住扶手可以稍加控制震颤。⑥让患者穿轻便、宽松的衣服，可减少流汗和活动的束缚。⑦鼓励患者尽量试着独立完成日常生活的活动。

6. 心理支持　①对于心情抑郁的患者，应鼓励其说出自己的感受。②帮助患者寻找有兴趣的活动，鼓励自己安排娱乐活动，培养生活乐趣。③鼓励患者的家人或朋友带患者郊游或旅行，车身的震动可有助于缓解僵硬，而不断变化的景致也可使患者精神振奋。

【护理问题】

1. 躯体移动障碍　与本病引起的震颤、肌强直、体位不稳等运动障碍有关。

2. 自尊紊乱　与因运动障碍而引起的自身形象改变、生活不能自理等有关。

3. 知识缺乏　缺乏本病的相关知识与药物治疗、康复护理等知识。

4. 语言沟通障碍　与咽喉部肌强直、动作减少等有关。

5. 营养失调　低于机体需要量，与吞咽困难有关。

6. 潜在并发症　外伤、压疮、感染。

【健康教育】

1. 指导患者调整心态　在病程中遇事要冷静、沉着应对，避免情绪紧张、激动，以免加重病情；在日常生活及社会活动中要适时调整心态以保持心理平衡。

2. 指导患者坚持体育锻炼　指导患者参加适量的力所能及的活动和体育锻炼，运动中应根据病情及自己的体能，把握好方式、强度与时间，以免运动量过大而加重病情。户外活动应根据气温变化增减衣物，户内活动应调整好室温，以防受凉感冒；尽量保持最大程度的全关节活动，以防继发性关节僵硬。

3. 指导用药　告诉患者按医嘱正确用药和坚持用药，以及药物的主要不良反应和处理方法，嘱患者定期复查肝、肾功能，监测血压变化。患者身边最好有人陪伴，无人陪伴时患者应随身携带有患者姓名、住址和联系电话的"安全卡"。告知患者要注意病情变化和并发症的表现，发现异常及时就诊。

（王霞）

第五章 泌尿系统疾病患者的护理

第一节 慢性肾小球肾炎

慢性肾小球肾炎（简称慢性肾炎）是最常见的一组原发于肾小球的疾病，具有多种病理类型，临床特点为病情迁延，尿常规检查有不同程度的蛋白尿、血尿、管型尿，可出现水肿、高血压，最终将缓慢发展成慢性肾衰竭。

【护理措施】

1. 休息　休息可减轻肾脏负担，减少蛋白尿及水肿。

2. 饮食指导　帮助患者制订合理的饮食计划。

（1）蛋白质的摄入量每日每千克体重为 0.6~0.8g，其中 60% 以上为高生物效价蛋白质。

（2）饱和脂肪酸和非饱和脂肪酸之比为 1:1，其余热量由糖供给。

（3）盐的摄入量为每天 1~3g，同时补充多种维生素。

3. 心理支持　由于患者卧床时间长，会面临工作、经济、家庭等问题，同时担心血尿、蛋白尿情况会恶化，而常有焦虑不安现象。因此，应鼓励患者说出其害怕及担心的事情，给予心理支持，并对病情变化给予适当的说明。

4. 控制及预防感染

（1）遵医嘱给予抗生素，连续使用 1~2 周。

（2）指导患者避免发生感染的措施：避免与上呼吸道感染者接触；保持口腔及皮肤的清洁，注意个人卫生；注意保暖、预防感冒，若有喉痛、鼻塞等症状，应及时就医治疗。

5. 用药指导

（1）指导患者遵照医嘱坚持长期用药，以延缓或阻止肾功能恶化。

（2）使用降压药时不宜降压过快、过低。

（3）避免使用损伤肾的药物。

【护理问题】

1. 体液过多　与肾小球滤过率减低、液体向组织间隙转移、血浆蛋白减少及心力衰竭而出现水钠潴留有关。

2. 活动无耐力　与水肿、低盐饮食和并发症有关。

3. 营养失调　低于机体需要量，与摄入量不足及肠道吸收障碍有关。

4. 焦虑　与疾病复发和预后较差有关。

5. 有感染的危险　与免疫力下降有关。

6. 有皮肤完整性受损的危险　与患者低蛋白血症、组织水肿、晚期肾病引起的末梢神经改变有关。

【健康教育】

1. 患者如无明显水肿或高血压可坚持上班，但不能从事重体力劳动，避免劳累。

2. 进行适当锻炼，提高免疫力，预防呼吸道感染，因为呼吸道感染常会加重病情。

3. 禁烟酒。

4. 一般认为持续肾功能减退或有明显高血压者预后较差，且易复发，指导患者应避免一切加重疾病或使其复发的因素，尽量延缓病情进展。

（刘菲菲）

第二节　肾盂肾炎

肾盂肾炎是尿路感染中常见的重要临床类型，主要是由细菌引起的肾盂肾盏和肾实质的感染性炎症。肾盂肾炎一般都伴有下尿路感染。肾盂肾炎临床上分为急性和慢性，多发于女性，尤其是育龄女性、女幼婴及老年妇女，已婚和未婚者发病率之比约为2:1。

【护理措施】

1. 休息　急性发作期的第1周应卧床休息，慢性肾盂肾炎一般不宜从事重体力活动。

2. 饮食及饮水指导　进食清淡并含丰富营养的食物，补充多种维生素。多饮水，一般每天饮水量要在2500mL以上。督促患者2h排尿1次以冲洗细菌和炎症物质，减少炎症对膀胱和尿道的刺激。

3. 疼痛的护理　肾区疼痛为肾脏炎症所致，减轻疼痛的方法为卧床休息，采用屈曲位，尽量不要站立或坐立，因为站立时肾脏受到牵拉，会加重疼痛。

4. 药物护理　喹诺酮类可引起轻度消化道反应、皮肤瘙痒等；氨基糖苷类抗生素对肾脏和听神经均有毒性，使用期间注意检查患者的听力。

5. 清洁中段尿培养标本的采集　向患者解释检查的意义和方法。做尿细菌定量培养时，最好用清晨第一次清洁、新鲜的中段尿液送检。为保证培养结果的准确性，留取标本需注意以下几点：

（1）宜在使用抗菌药物前或停药后 5d 收集标本。

（2）留取标本时要严格无菌操作，先充分清洁外阴、包皮，消毒尿道口，再留取中段尿，并在 1h 内做细菌培养，或冷藏保存。

（3）尿标本中勿混入消毒药液，女性患者留尿时注意勿混入白带。

【护理问题】

1. 疼痛　与肾脏发炎有关。

2. 排尿异常　与尿道及膀胱三角区受炎症刺激有关。

3. 体温过高　与细菌感染有关。

4. 焦虑　与急性期未完全治愈导致慢性肾盂肾炎、需长期接受药物治疗及追踪检查、害怕导致肾衰竭有关。

【健康教育】

1. 注意个人清洁卫生，尤其会阴部及肛周皮肤的清洁，特别是女性月经期、妊娠期、产褥期。女婴应特别注意尿布及会阴卫生。

2. 避免劳累，坚持体育运动，增强机体的免疫力。

3. 多饮水、勤排尿是最简便而有效的预防尿路感染的措施。

4. 若局部有炎症应及时治疗。

5. 如果炎症的反复发作与性生活有关，应注意性生活后立即排尿，并口服抗菌药物预防。

6. 定期门诊随访，以了解尿液检查的内容、方法和注意事项。

（李凤）

第三节　肾病综合征

肾病综合征是由各种肾脏疾病引起的具有以下共同临床表现的一组综合征：大量蛋白尿（尿蛋白定量多于 3.5g/L），低蛋白血症（血浆清蛋白低于 30g/L），水肿，高脂血症。

【护理措施】

1. 病情观察　严密观察体温的变化，观察患者有无出现呼吸道、泌尿系、皮肤、腹腔等部位的感染，定期监测血、尿常规等。观察水肿的部位、分布、程度、特点，定期测量体重和腹围。胸腹腔积液的患者，应注意观察胸闷、气促、腹胀等症状的变化，给予半坐卧位，必要时给予吸氧。严格记录好 24h 的出入液量，注意尿量的变化。

2. 饮食指导　帮助患者及家属制订合理的饮食计划。肾病综合征患者的食物中各营养成分的构成一般为：蛋白质，提倡正常量的优质蛋白（富含必需氨基酸的动物蛋白），即每日每千克体重 1g；热量，每日不少于 126～147kJ/kg，应少进富含饱和脂肪酸的食物如动物油脂，多吃富含多聚不饱和脂肪酸的食物如芝麻油等植物油及鱼油，以及富含可溶性纤维的食物如燕麦、豆类等。水肿时应摄入低盐饮食，高度水肿且少尿时应严格控制入水量。注意各种维生素及微量元素的补充。

3. 用药指导　让患者及家属了解激素及细胞毒性药物的治疗作用、用药方法、注意事项、不良反应等，使患者及家属能积极配合治疗。使用激素时应嘱患者勿自行减量或停药，以免引起疾病反跳的不良后果。应用环孢素的患者，服药期间应注意监测血药浓度，观察有无不良反应的出现。

4. 观察利尿药的治疗效果及有无出现不良反应，如低钾、低钠、低氯血症等。注意应用利尿药时不能过猛，以免血容量不足，形成血栓。另外，输注血浆制品不可过多过频。应用血管紧张素转换酶抑制剂时，应密切监测血钾浓度，防止高血钾的发生。

5. 协助患者做好全身皮肤的清洁，护理时应特别注意动作应轻柔，勿过分用力，以免造成皮肤破损，危重患者做好口腔护理。做好病室物品及空气的清洁消毒，减少探访人数。严格执行无菌操作，避免发生交叉感染。

【护理问题】

1. 体液过多　与肾小球滤过率下降有关。

2. 营养失调　低于机体需要量，与蛋白丢失、食欲下降及饮食限制有关。

3. 有皮肤完整性受损的危险　与组织水肿、皮肤免疫力降低、长期受压有关。

4. 焦虑　与病情变化所带来的不适、外观上的改变及害怕死亡有关。

5. 有感染的危险　与使用免疫抑制剂和某些细胞毒性药物治疗、贫血、低蛋白血症致机体免疫力下降有关。

6. 潜在并发症　心输出量减少，与低蛋白血症胶体渗透压下降、水分外渗造成血容量减少有关。

【健康教育】

1. 疾病知识指导　向患者及其家属介绍本病的有关知识，指导患者及其家属参与治疗和护理。

2. 生活指导　注意休息，避免受凉、感冒；进行适度的活动，避免产生血栓等并发症；避免劳累及剧烈的体育运动；有水肿时注意限盐。

3. 用药指导　严格遵医嘱用药，勿自行减量或停用激素，了解激素及细胞毒性药物的常见不良反应

4. 随访指导　定期门诊随访，密切监测肾功能的变化。

（薛卫强）

第四节　泌尿系统结石

人体中某些物质由于不能继续分解被人体所吸收，导致从体液中析出，形成晶体颗粒，称为结石。当结石发生于肾脏，称为肾结石；当结石发生于胆囊则称为胆结石。

【护理措施】

1. 非手术疗法的护理

(1) 尿液的观察：药物排石后，每次排尿于玻璃瓶内，仔细观察碎石排出情况，必要时用纱布过滤尿液。

(2) 大量饮水：日饮水量 3000mL 以上，睡前应饮水 250mL 以增加尿量，是预防结石形成和增大的有效方法。

(3) 饮食调节：应限制含钙、草酸丰富食物的摄入，避免高动物蛋白、高糖、高动物脂肪饮食。

(4) 结石合并感染时，根据细菌培养及药物敏感试验选用抗菌药。

(5) 肾绞痛的患者，可用阿托品、哌替啶肌内注射或黄体酮、消炎痛、针刺解痉止痛。

(6) 运动的要求：可适当做跳跃或其他体育活动，增加结石排出的体位优势。

2. 体外震波碎石术的护理

(1) 心理护理：讲解碎石原理，说明定位的重要性，做好配合工作。

(2) 避免肠管内胀气：术晨禁食、水，术前 3d 禁食产气食物，如豆制品、鸡蛋、瘦肉等。

(3) 术后密切观察血压变化。

(4) 注意用药后反应：若出现头晕、恶心、呕吐，可卧床休息、适当禁食；如无用药反应可正常饮食。

(5) 观察排尿情况：严密观察、记录初次排尿时间、间隔时间，了解有无尿道梗阻及急性尿潴留。

(6) 观察尿液的颜色、性状及量。

(7) 鼓励患者多饮水，每日饮水 3000mL 以上。

(8) 经常变换体位，适当活动，增加输尿管蠕动，促进碎石排出。

(9) 观察排石情况，必要时用纱布过滤。

(10) 并发症：肾绞痛、血尿、尿路梗阻。

【护理问题】

1. 疼痛　主要与结石的机械刺激有关。

2. 肾组织灌注量改变。

3. 有感染的危险　与局部组织受损、免疫力下降有关。

4. 潜在并发症　肾功能不全。

5. 排尿障碍　与结石梗阻、嵌顿引起尿路梗阻有关。

6. 焦虑。

【健康教育】

目的是指导患者预防结石复发及让患者了解结石形成的原因。

1. 嘱患者多饮水，多运动，日饮水量达 3000 ~ 4000mL，避免脱水，鼓励患者夜间最好起床小便并饮水。

2. 预防尿路感染，告诉患者如有疼痛、排尿障碍等情况，可能是阻塞的早期征象，需及时就诊。

3. 教导患者调整饮食，并遵医嘱辅以药物治疗，防止结石复发。

4. 指导患者观察尿液性质及 pH 值变化，教会使用数层 4×8 纱布过滤小便，如有结石排出需保留并通知医生。

（李凤）

第五节　膀胱肿瘤

膀胱肿瘤是泌尿系统中最常见的肿瘤，绝大多数来源于膀胱上皮组织，其中 90% 以上为移行上皮肿瘤。膀胱的上皮肿瘤绝大多数为恶性，只有少数为良性。

【护理措施】

1. 密切观察生命体征变化　监测体温、脉搏、呼吸、血压及神志等变化，每日 4h 1 次，必要时 10 ~ 15min 测一次。严密观察伤口引流管及尿管引流液的量、颜色、性质，是否有大出血。观察、记录疼痛性质、程度、时间、发作规律。

2. 严格执行各项无菌操作技术　加强静脉通道及各种引流管的护理：0.1% 苯扎溴铵（新洁尔灭）清洗尿道口每日 2 次，更换引流袋每日 1 次。及时更换伤口敷料，定期进行膀胱冲洗，以减少出血及防止血凝块阻塞管道。

3. 饮食指导　在允许进食的条件下，鼓励患者进食清淡、易消化的高热量、高蛋白、维生素丰富的流质或半流质饮食。饮食中增加纤维素含量，补充足够的水分。

4. 生活护理　保持室内通风，室温在 18℃ ~ 22℃，湿度在 50% ~ 70%。取舒适的体位，卧床休息，减少和消除外界不良刺激，做好精神安慰、心理疏导，指导患者应用松弛疗法。卧床期间协助患者洗漱、进食、大小便及个人卫生等。教会、督促患者顺肠蠕动方向做腹部按摩，指导患者养成定时排便的习惯，在病情允许的范围内适当活动，以预防便秘的发生。

5. 用药护理　按医嘱使用抗生素，有出血征兆时遵医嘱应用止血剂或输血。指导患者和家属正确使用镇痛药，掌握减轻疼痛的方法。遵医嘱用缓泻剂和软化剂，必要时低压灌肠，以减轻便秘的症状。

6. 预防手术后不活动导致的并发症　协助患者经常翻身、更换体位；适当使用气圈、气垫；采用预防便秘的措施；翻身时保持各种引流管通畅，防止脱落；鼓励患者深呼吸、咳嗽。

【护理问题】

1. 排尿异常　与肿瘤压迫尿道或感染有关。

2. 营养失调　与代谢异常增高有关。

3. 潜在并发症　有复发的危险。

【健康教育】

指导患者及家属出院后的功能锻炼方法，督促患者生活要有规律。

（刘菲菲）

第六节　慢性肾衰竭

慢性肾衰竭是慢性肾功能不全的严重阶段，为各种肾脏疾病持续发展的共同转归，主要表现为代谢产物潴留，水、电解质及酸碱平衡失调和全身系统症状，又称为尿毒症。随着肾脏病变的不断发展，肾功能可进行性减退。慢性肾功能不全可分为 3 个阶段：

1. 肾功能不全代偿期　肾小球滤过率降低至 20% ~ 35%，但在 50mL/min 以上，血尿素氮和肌酐正常，临床无症状。

2. 肾功能不全失代偿期　当内生肌酐清除率降至 25 ~ 50mL/min 时，临床出现夜尿多、乏力、轻度消化道症状和贫血等，肾浓缩功能差，血尿素氮及肌酐明显升高，可有酸中毒，又称氮质血症期。

3. 肾衰竭期　当内生肌酐清除率降至 25mL/min 以下时即进入此阶段。血清肌酐多在 445μmol/L 以上，血尿素氮在 20mmol/L 以上。出现全身的严重中毒症状，突出表现在消化系统、心血管系统、造血系统、神经系统等，以及水、电解质、酸碱平衡紊乱，还可出现继发性甲状旁腺功能亢进。尿毒症是慢性肾衰的晚期，其血清肌酐在 707μmol/L 以上，内生肌酐清除率在 10mL/min 以下，酸中毒症状明显，全身各系统症状严重，需透析治疗维持生命。

【护理措施】

1. 水肿的护理

（1）准确记录 24h 出入量。

（2）指导患者限制液体摄入量，控制水的入量 < 1500mL/d，并给予低盐（< 2g/d）饮食。

（3）每天测量体重。

（4）严密观察病情变化，定时测量生命体征及血清电解质。

2. 预防感染

（1）评估引起患者感染的危险因素及部位。

（2）向患者或家属解释引起感染的危险因素、易感部位、表现及预防措施。

（3）增加营养，透析患者要进正常蛋白饮食，蛋白质摄入量为每天每千克体重 1.2g，优质蛋白占 50% 以上。

（4）透析治疗时严格无菌操作，家庭腹膜透析时必须每日进行房间空气消毒。

（5）指导并协助患者做好皮肤、口腔、外阴的护理。

（6）注意保暖，避免与上呼吸道感染的患者接触。

（7）长期卧床的患者，应鼓励其进行深呼吸和有效咳嗽，以预防坠积性肺炎的发生。

【护理问题】

1. 体液不足　与肾小管功能减退而致尿量增多、厌食、恶心、呕吐和腹泻及不适当地利尿或未及时补液有关。

2. 体液过多　与尿量明显减少、水钠潴留有关。

3. 营养失调　低于机体需要量，与透析、摄入量减少及肠道吸收障碍有关。

4. 活动无耐力　与贫血、心脏病变、水电解质紊乱及代谢性酸中毒有关。

5. 有皮肤完整性受损的危险　与浮肿、皮肤改变及末梢神经病变有关。

6. 有受伤的危险　与疲乏无力、骨质疏松、意识改变、视物模糊有关。

7. 有感染的危险　与透析、免疫力下降有关。

8. 性功能障碍　与尿毒症对内分泌系统的影响、肾衰及其治疗产生的心理影响有关。

9. 绝望　与疾病预后不良有关。

【健康教育】

1. 强调合理饮食对本病的重要性，严格遵守饮食治疗的原则，尤其是蛋白质的合理摄入和水钠的限制。

2. 根据病情和活动耐力进行适当的活动，以增强机体免疫力，避免劳力和重体力活动。

3. 定期复查肾功能、血清电解质等，准确记录每日的尿量、血压、体重。

4. 遵医嘱用药，避免使用肾毒性较大的药物。

5. 注意个人卫生，皮肤瘙痒时切勿用力搔抓，以免破损引起感染。注意会阴部的清洁，观察有无尿路刺激征的出现。

6. 注意保暖，避免受凉，以免引起上呼吸道感染。

7. 慢性肾衰竭的患者应注意保护和有计划地使用血管，尽量使用前臂、肘部等大静脉，以备用于血透治疗。已行透析治疗的患者，血液透析者应注意保护好动静脉瘘管，腹膜透析者保护好腹膜透析管道。

（薛丹）

第六章 内分泌与代谢性疾病患者的护理

第一节 甲状腺功能亢进症

甲状腺功能亢进症（简称甲亢）是各种原因导致甲状腺激素分泌过多引起的一组临床综合征，临床上以高代谢综合征及甲状腺肿大为主要表现。

本病以弥漫性甲状腺肿、甲状腺功能亢进症最多见，以下介绍 Graves 病（又称毒性弥漫性甲状腺肿）。

【护理措施】

1. 避免各种刺激　保持病室安静、清爽，室温保持在 20℃ 左右，避免强光和噪声刺激。避免有精神刺激的言行，使患者能安静休养。病情轻者可适当活动，但不宜紧张和劳累；重者则应卧床休息。

2. 饮食护理　给予高热量、高蛋白、高脂肪、高维生素饮食，限制含纤维素高的食物，注意补充水分。

3. 症状护理　患者易多汗，应勤洗澡、更衣，保持清洁舒适。腹泻较重者，注意保护肛周皮肤。有突眼者，应加强眼部护理，如经常点眼药、外出时戴茶色眼镜，以避免强光与灰尘的刺激；睡前涂眼药膏、戴眼罩，并抬高头部、低盐饮食，以减轻眼球后软组织水肿。

4. 药物护理　遵医嘱用药，并注意观察药物的疗效及其副作用，高热、咽痛时要警惕粒细胞缺乏，定期复查血象。因需长期用药，嘱患者不要任意间断、变更药物剂量或停药。白细胞 < 3000 个/mm³、粒细胞 < 1500 个/mm³、出现肝脏损害及药疹等应停药。

5. 预防甲亢危象　预防感染、外伤、精神刺激等应激性诱因，注意观察患者的生命体征、出汗情况、精神及神志状态。若体温升高、脉搏明显加快、焦虑不安、大汗淋漓、畏食、恶心、呕吐、腹泻，应考虑可能发生甲亢危象，立即与医师联系。需要手术时，术前应充分准备，备好急救用品。

6. 心理护理　指导患者使用自我调节的方法，保持最佳精神状态，鼓励其面对现实，增强战胜疾病的信心。

【护理问题】

1. 营养失调　低于机体需要量，与基础代谢率增高、机体负氮平衡有关。

2. 自我形象紊乱　与甲状腺素分泌异常所致的突眼、甲状腺肿大等形体改变有关。

3. 活动无耐力　与机体产热、耗氧增多、组织血管扩张所致的心输出量增加、体能下降有关。

4. 腹泻　与基础代谢率明显增加、神经系统兴奋性增高、肠蠕动增加有关。

5. 知识缺乏　与信息来源受限、缺乏疾病知识有关。

6. 潜在并发症　甲亢危象。

【健康教育】

1. 疾病知识教育　帮助患者及其家属了解甲状腺功能亢进的基本知识，教育患者保持身心愉快，避免过度劳累和不良精神刺激。指导患者家属应与患者建立良好的关系，理解患者的情绪和行为的改变。

2. 疾病控制知识教育

（1）注意休息，合理安排工作、生活，避免过度劳累。指导患者正确选择食物，合理饮食。坚持长期用药，并按时按量服用，不随意减量或停药。

（2）每隔 1~2 个月做甲状腺功能测定，定期做血常规和肝功能监测。教会患者自我监测病情，每日清晨起床前自测脉搏，定期测量体重，脉搏减慢、体重增加是治疗有效的标志。告知患者自我护理的方法，保持上衣领口宽松，避免压迫肿大的甲状腺，严禁用手挤压甲状腺，以免甲状腺激素分泌过多而加重病情。

（王霞）

第二节　甲状腺功能减退症

甲状腺功能减退症是由于甲状腺激素分泌及合成不足或周围组织对甲状腺激素缺乏反应所引起的临床综合征，临床上可分为呆小病、幼年甲低、成人甲低。若甲状腺功能减退始于胎儿或新生儿期，称为克汀病；始于性发育前儿童称幼年型甲减；始于成人称成年型甲减。

【护理措施】

1. 病情观察　注意观察生命体征、神志、皮肤状态、胃肠道症状以及精神、动作、语言状态等。若出现体温低于 35℃、呼吸浅慢、心动过缓、血压降低、嗜睡等症状，应考虑有可能发生黏液性水肿昏迷，应立即通知医生。

2. 协助患者的日常生活　给予高蛋白、高糖、高维生素、低脂饮食，多食蔬菜、水果。对于显著食欲不振、易于便秘者，应设法增强其食欲，必要时给予缓泻剂、清洁灌肠以调整大便。调节室温，注意保暖，用热水袋取暖时应注意防止烫伤。每日用温水擦洗皮肤并涂以润滑剂，以防皮肤干裂。有的患者活动能力下降和反应能力低下，应注意保护，如保证其活动范围内清洁、干燥、无障碍物等，以防发生意外。应鼓励患者进行适当活动，如进行日常活动及轻微劳动，以增强其耐受性。护士应多与患者交谈，嘱其家属及亲友多来探视，使之感到温暖和关怀。鼓励患者参加娱乐活动，调动其参加活动的积极性。

3. 药物护理　甲状腺制剂应从小剂量开始，逐渐增加，以防组织需氧量突然增加，加重身体负担，诱发心绞痛或心肌梗死。用药前后分别测脉搏，以便观察药物的疗效。同时观察体重及水肿情况，有无心悸、心律失常、胸痛、出汗、情绪不安等药物过量的症状。因本治疗属替代疗法，故甲状腺制剂需长期或终身服用，不能间断。

【护理问题】

1. 社交障碍　与 TH 分泌不足有关。

2. 体液过多　与组织间隙堆积大量黏液多糖类引起水肿有关。

3. 保护能力改变　与 TH 缺乏、蛋白质功能降低有关。

4. 便秘　与肠蠕动减弱、活动量减少有关。

5. 潜在并发症　甲减性危象。

【健康教育】

1. 疾病知识教育　向患者及其家属介绍本病的发病原因及自我护理的注意事项，如地方性缺碘者可采用碘化盐，药物引起者应调整剂量或停药；注意个人卫生；冬季要保暖，避免出入公共场所，以防感染和创伤。

2. 疾病控制知识教育

（1）对需要终身替代治疗者，向其解释终身服药的重要性和必要性，不可随意停药或变更剂量，以防导致心血管疾病等严重后果。告诉患者及其亲属替代治疗剂量个体差异较大，单一个体也会因年龄、体重、环境、病情的变化而引起治疗剂量的改变，因此患者每年至少要进行两次检查，监测 TSH、T_3、T_4 水平。

（2）指导患者自我监测甲状腺素服用过量的症状，给患者及家属讲解黏液性水肿发生的原因及表现，避免寒冷、感染、手术、使用麻醉药及镇静药等诱因，使患者学会自我观察，若出现低血压、心动过缓、低体温（＜35℃）等，应及时就医。

（李凤）

第三节　糖尿病

糖尿病是一组由遗传和环境因素相互作用，因胰岛素分泌绝对或相对不足以及胰岛素敏感性降低，引起血糖、蛋白、脂肪、水和电解质等一系列代谢紊乱的临床综合征。临床以高血糖为主要标志，久病可引起多个系统损害。

【护理措施】

1. 病情观察 了解患者有无皮肤瘙痒、感觉异常、感染及破损，特别注意检查足部。有无咳嗽、咳痰，有无腹痛及排尿异常。评估患者的营养状况、卫生状况。密切观察血糖、尿糖变化。

2. 饮食控制 过食肥腻食物，蕴而生热，化痰生浊，阻碍气机升降而致消渴病，因此控制饮食是控制消渴病的关键。进食定时、定量以促进胰岛功能的正常发挥，热量供给以达到或维持理想体重为宜。遵循辨证施食的原则，进食的目的不仅是增加营养、补益气力，更重要的是从阴阳、脏腑、气血功能入手，对机体进行整体调节。护理人员应向患者介绍饮食治疗的目的、意义及具体措施，使患者积极配合，以取得最佳效果。对于糖尿病患者来说，重要的是坚持不懈、持之以恒地坚持饮食治疗。

(1) 计算标准体重：按患者的性别、年龄、身高推算标准体重。

标准体重（kg）＝身高^2（m^2）×22.2，适用于成年男性。

标准体重（kg）＝身高^2（m^2）×21.9，适用于成年女性。

或标准体重（kg）＝身高（cm）－105，适用于成年男性。

标准体重（kg）＝身高（cm）－100，适用于成年女性。

标准体重（kg）＝身高^2（m^2）×13.2，适用于中小学生，不分性别。

(2) 计算体重指数（BMI）：BMI＝体重（kg）/身高^2（m^2）

BMI＜18.5 为体重过轻。

BMI＝18.5～23.9 为正常。

BMI＝24～27.9 为超重。

BMI≥28 为肥胖。

(3) 确定每千克体重的热量见下表。

成人糖尿病每千克体重每日热量供给量表（kcal/kg 体重）*

体型	极轻运动	轻度运动	中度运动	重度运动
消瘦	30	35	40	45
正常	15～20	30	35	40
肥胖	15	20	25	35

*注：1cal＝4.184J

儿童、孕妇、乳母、营养不良者及消耗性疾病者应酌情增加，肥胖者酌减。

(4) 确定全天的热量：标准体重×每千克标准体重所需热量为每日所需总热量。在总热量中，食物中糖占总热量的50%～60%，饮食中脂肪提供的热量占总热量的25%～30%，一般来说蛋白质所供热量占总热量的15%～20%，其中动物蛋白占 1/3～1/2。

（5）合理的餐次分配：三餐热量分布大概为 1/5、2/5、2/5 或 1/3、1/3、1/3，对于空腹血糖，特别是饭后血糖控制不理想的患者，特别提倡分餐制，分餐的方法是从三次正餐中匀出一部分主食食品（如馒头干、咸面包、苏打饼干等，25～50g）留作加餐用，加餐是防止低血糖，控制高血糖（特别是饭后高血糖）行之有效的措施。

3. 保持身体清洁，避免损伤　嘱患者经常用温水擦洗身体，特别注意保持口腔、会阴、足部的清洁；勤剪指甲，但要避免剪得过短，伤及皮肤。嘱患者在皮肤瘙痒时尽量少抓，以免抓破；穿宽松柔软、透气性能良好的棉质内衣，穿干净、合脚、舒适的鞋袜。注意不要过紧，并嘱其注意足部运动；使用热水袋时水温不要超过 50℃，避免直接接触皮肤，以防烫伤。

4. 降糖药物的护理　教育患者按时按剂量服药，不可随意增量或减量。观察药物不良反应，患者口服降糖药时，护士应密切观察患者的反应。磺脲类药物主要不良反应是低血糖反应，特别是肝、肾功能不全和老年患者；其他不良反应有胃肠道反应；偶有药物过敏，如白细胞减少、贫血、皮肤瘙痒和皮疹。双胍类药物常见不良反应为食欲减退、恶心、呕吐、口干苦、金属味、腹泻等，偶有过敏反应。因双胍类药物促进无氧糖酵解，产生乳酸，在肝肾功能不全、休克或心力衰竭者可诱发乳酸性酸中毒。α-糖苷酶抑制剂的不良反应主要是腹胀、胀气、腹泻、排气过多。胰岛素增敏剂的不良反应主要是贫血、水肿、水钠吸收增加等，使用中应观察肝功能，严重心衰者忌用。非磺尿类胰岛素促泌剂的不良反应主要是低血糖、上呼吸道感染、头昏等。

5. 体育锻炼　根据年龄、体力、病情及有无并发症，指导患者进行长期、有规律的体育锻炼。体育锻炼的方式包括步行、慢跑、骑自行车、健身操、太极拳、游泳及家务劳动等需氧活动。运动的原则为因人而异，适可而止，循序渐进，持之以恒。患者的活动强度应适度，活动时应达到的心率：（200 − 年龄）×（60%～75%）；活动时间为 20～40min，可逐步延长或更久，每日 1 次；运动时间最好在饭后 1h 以后，用胰岛素或口服降糖药物者最好每日定时活动；肥胖患者可适当增加活动次数。

6. 防止呼吸道感染　保持室内通风、温湿度适宜，定期用紫外线灯照射；注意保暖；嘱患者避免接触上呼吸道感染人员；劝患者戒烟。

7. 积极处理皮肤损伤及感染　一旦发现损伤往往累及感染，应积极清创、消毒、包扎，应用抗感染药物，必要时请专科医师处理，不得大意。

8. 胰岛素治疗的护理　观察和预防胰岛素不良反应：①低血糖反应：与胰岛素使用剂量过大、饮食失调或运动过量有关，多见于 1 型糖尿病患者，表现为头昏、心悸、多汗、饥饿甚至昏迷。对低血糖反应者，及时检测血糖，根据病情进食糖类食物，如糖果、饼干、含糖饮料等，或静脉推注50%葡萄糖20～30mL。确保胰岛素的有效使用剂量和时间、定时定量进食及适量运动是预防低血糖反应的关键，包括胰岛素贮存温度不可＜2℃或＞30℃，避免剧烈晃动。患者应学会按规定的时间和量进餐并合理安排每日的运动时间和运动量，若就餐时间推迟，可先食些饼干。②胰岛素过敏：主要表现为注射局部瘙痒、荨麻疹，全身性皮疹少见，罕见血清病、过敏性休克等严重过敏反应。③注射部位皮下脂肪萎缩或增生：可致胰岛素吸收不良，但临床少见。停止该部位注射后多可缓慢恢复。应经常更换注射部位，避免2周内在同一部位注射2次，可防止注射部位组织萎缩或增生。教会患者自我注射胰岛素的方法，了解胰岛素不良反应及使用注意事项。

【护理问题】

1. 营养失调　低于机体需要量，与胰岛功能障碍有关。

2. 个人应对无效　与血糖升高有关。

3. 执行治疗无效　与知识缺乏有关。

4. 有感染的危险　与机体免疫力下降有关。

5. 焦虑　与血糖控制差有关。

6. 潜在并发症　低血糖反应、酮症酸中毒。

【健康教育】

1. 帮助患者（或家属）掌握有关糖尿病治疗的知识，树立战胜疾病的信心。

2. 帮助患者学会进行尿糖定性试验，包括试剂法和试纸法及有关注意事项。

3. 掌握饮食治疗的具体措施，按规定热量进食，定时进食，避免偏食、过食与绝食，采用清淡食品，使菜谱多样化，多食蔬菜。

4. 应用降糖药物时，指导患者观察药物疗效、不良反应及掌握其处理方法。

5. 帮助患者及其家属学会胰岛素注射技术，掌握用药方案，观察常见反应。

6. 预防和识别低血糖反应和酮症酸中毒的方法及低血糖反应的处理。

7. 注意皮肤清洁，尤其要对足部、口腔、阴部的清洁，预防感染，有炎症、痈和创伤时要及时治疗。

8. 避免精神创伤及过度劳累。

9. 定期门诊复查，平时外出时注意随身携带糖尿病治疗情况卡。

（刘菲菲）

第四节　低血糖症

低血糖症是指血浆葡萄糖浓度低于2.77mmol/L（50mg/dl）而导致脑细胞缺糖的临床综合征，病因多种，发病机制复杂，症状表现有较大的差异。

【护理措施】

发生低血糖时的处理原则为尽快纠正低血糖。不同食品引起血糖升高的快慢不同，由快到慢如下所示：葡萄糖＞蜂蜜＞白糖水＞可乐＞果汁＞葡萄干＞牛奶＞冰淇凌＞巧克力。尽量选用升糖指数高的食品，但数量不要太多，注意要吃含糖的食品，不要吃含很多脂肪的食品或饮料。

1. 早期低血糖仅有出汗、心慌、乏力、饥饿等症状，神志清醒时，可给患者饮用糖水，或进食含糖较多的饼干或点心。

2. 短效胰岛素使用者先吃 15g 左右的快作用糖，然后再吃慢作用糖食品。超短效胰岛素使用者只要吃 15g 左右的快作用碳水化合物即可。

3. 与进餐相隔时间相差 1~1.5h，可吃一个冰淇淋，一个苹果。

4. 与进餐相隔时间相差多于 30min，可吃升糖指数高的碳水化合物。

5. 如就在要吃饭时发生低血糖，可先喝一杯含糖饮料或可口可乐，等 10~15min 感觉好点后再进餐。

6. 如患者神志已发生改变，应该用 50% 葡萄糖 40~60mL 静脉注射，更严重时可用 10% 葡萄糖持续静脉滴注。

7. 胰高血糖素的应用　有条件者可用胰高血糖素 1mg 肌内注射。需要注意的是，用阿卡波糖（拜糖平）治疗的患者如发生低血糖则需用葡萄糖口服或静脉应用治疗。

8. 预防低血糖　坚持监测血糖，及时进餐，不要拖延或忘记进餐，了解不同胰岛素制剂，学会计算所需的胰岛素量，随身携带的急救卡上注明"我正在使用胰岛素泵治疗，如果发现我意识不清、昏迷，可能是发生了低血糖昏迷，请立即将我的泵导管前端的针拔出我的身体或剪断导管，并立即送我到医院"。上面必须写明联系人电话、家庭住址。同时，应教会糖尿病患者的伴侣、同事和亲属如何紧急处理糖尿病患者所发生的低血糖。

【健康教育】

1. 合理使用胰岛素和口服降糖药

（1）患者要遵医嘱使用药物和胰岛素，定时复诊，尤其是并发肾病、肝病、心脏病、肾功能不全者。

（2）教会患者掌握正确注射胰岛素的方法，特别要注意按剂量准确抽吸，定时更换注射部位，防止产生皮下硬结，以免影响胰岛素吸收。

2. 养成良好的生活习惯，戒烟戒酒，饮食定时定量，保持每日基本稳定的饮食量。

（1）建议患者采用分餐制，一日至少进食三餐，易出现低血糖患者或病情不稳定的患者还应在三次正餐之间加餐，即从三餐中匀出一部分食品留作加餐用。

（2）一般可在上午9点到10点，下午3点到4点之间，及晚上睡觉前加一次餐。

3. 适度运动

（1）运动时主张中、轻度运动方式，剧烈运动易导致低血糖发生，因此在进行剧烈运动或体力劳动时，应及时加餐或酌情减少胰岛素剂量。

（2）患者运动前后及时监测血糖，必要时运动后要加餐。

4. 加强自我监测

（1）有些患者病情不稳定，常发生夜间低血糖，因此睡前应监测血糖，如果血糖低于6mmol/L，睡前需要加餐。

（2）无症状低血糖患者要更加注意，避免低血糖发生。

5. 每一个糖尿病患者外出时应随身携带食物，如糖果、饼干等，以便及时纠正低血糖；要随身携带急救卡片，注明姓名、诊断、药物、电话等，以便得到及时治疗。

（李凤）

第五节 嗜铬细胞瘤

嗜铬细胞瘤是起源于肾上腺髓质嗜铬组织的肿瘤，凡交感神经节或有嗜铬细胞存在的组织均可发生，根据瘤组织部位及儿茶酚胺分泌情况而表现出多种临床类型。

【护理措施】

1. 给予高蛋白、高维生素、低盐、低脂饮食。

2. 保持心情愉快，情绪稳定，日常不做剧烈活动。

3. 戒烟酒，大小便勿用力，以免引起腹压升高，诱发高血压发作。

4. 避免灌肠、扪压肿瘤、腹膜后充气造影等操作，避免使用组织胺、胍乙啶、胰升糖素、甲氰氯普胺等药物，防止高血压发作。

5. 站立时应缓慢，防止低血压或血压波动剧烈。

6. 一旦确诊，尽早手术根治。

【健康教育】

1. 休息与运动 限制患者的活动范围，勿远离病房，防止跌倒，加强防护措施。

2. 饮食指导 给予高热量、高蛋白质、高维生素、低钠、易消化饮食，并鼓励患者多饮水，避免饮用含咖啡因的饮料。

3. 用药指导　术后需肾上腺皮质替代治疗者应坚持服药，在肾上腺功能恢复的基础上逐渐减量，切勿自行加减药量。术后血压仍较高者，需服用降血压药治疗，定时测量血压，根据血压调整药量，切勿自行加减药量或停药。双侧肾上腺切除的患者，要终身应用激素替代治疗。

4. 心理指导　保持心情平静，避免兴奋、激动。

5. 康复指导　指导患者戒烟，学会自我护理，防止外伤，注意卫生，预防感染。防着凉，防感冒。尽量避免诱发因素，如突然的体位变化、提重物、咳嗽、情绪激动、挤压腹部等高血压发作诱因。

6. 复诊须知　指导患者定期到医院复诊，及时调整药物剂量。

（薛丹）

第七章　血液系统疾病患者的护理

第一节　贫　血

贫血是指外周血中单位容积内血红蛋白浓度、红细胞计数和（或）血细胞比容低于同年龄、性别和地区的正常标准，其中血红蛋白浓度降低最为重要。贫血不是一种独立的疾病，而是由多种原因或疾病引起的一种综合病征，其根本原因是红细胞携带氧的能力降低，因而全身各组织缺氧。贫血的临床表现缘于机体对缺氧的反应。

【护理措施】

（一）病情观察

通过病情观察了解患者的病情进展、医疗护理手段的效果，为措施的更新提供依据。

观察的内容包括贫血症状是否改善，如头晕、乏力、活动无耐力等；药物及其他治疗措施的效果、不良反应、患者的反应；有无并发症，如感染。

（二）缺氧症状的护理

症状严重时给予氧气吸入；嘱患者活动与休息交替，以不出现头晕、心悸、胸痛、极度疲劳为活动限度指标，必要时给予帮助，待情况好转后鼓励适度活动；遵医嘱给予输血。

（三）营养失调的护理

1. 贫血患者　常因舌炎、口腔炎、消化不良、食欲不振以及营养知识不足，而有某种营养物质低于机体需要量的问题。护士应向患者讲述有关营养的知识，如鼓励采用平衡膳食、依贫血类型的不同采用不同的营养物质。

2. 缺铁　补充动物内脏、杏仁、绿叶蔬菜；叶酸缺乏时补充新鲜水果、蔬菜、绿叶菜、坚果；维生素 B_{12} 缺乏时补充瘦肉、牛奶、蛋类等。

3. 遵医嘱行替补疗法，并说明服药的注意事项。如服用铁剂前后 1h 内忌茶、抗酸药、牛奶等，以利于铁的吸收；服用叶酸时忌大量饮酒。

4. 保证营养物质的足量摄入　针对腹胀、食欲不振所采取的措施有：嘱患者少量多餐，充分咀嚼食物，进餐前后半小时内忌饮大量饮料，进餐后抬高床头休息半小时，鼓励家属准备患者喜欢的饭菜以刺激食欲。针对口腔炎采取的措施有：饭前饭后及时漱口，保持口腔清洁，嘱患者避免选用酸辣等刺激性食物。

5. 创造良好的就餐环境，保持空气新鲜，避免异味刺激。

6. 必要时采用肠外补充营养物质的方法。

（四）并发症的预防

1. 感染的预防

（1）保持病室及床单位的清洁，定时开窗通风，减少人员流动；保持皮肤、黏膜清洁，餐后漱口，勤洗澡更衣，女性患者每日会阴抹洗一次。

（2）搞好饮食卫生，避免进食不洁饮食。

（3）严格执行无菌技术，预防因侵入性操作导致感染。

（4）监测感染征兆，如发热、咳嗽、尿频、尿急等。

2. 受伤的预防

（1）头晕、乏力明显时绝对卧床休息，护士协助完成生活护理，使用护栏以防坠床。

（2）预防体位性晕厥，避免久蹲后突然站立，必要时护士陪同如厕、散步等活动。

（3）避免穿高跟鞋、滑底鞋。

（五）心理护理

初次诊断入院者因对诊疗项目、疾病知识不了解，以及对环境不熟悉而产生焦虑及恐惧心理，护士应善于沟通以便发现患者的需要，热情主动地介绍病室环境及医务人员，讲明各种诊疗项目的目的、意义、方法，药物治疗的作用、用法等，以取得患者的合作，减轻其恐惧心理。

【护理问题】

1. 活动无耐力　与组织缺氧有关。

2. 躯体移动障碍　与疲乏、虚弱、治疗计划限制、患者心理上的害怕等有关。

3. 自理缺陷　与疲乏、躯体活动受限等有关。

4. 营养失调　低于机体需要量，与营养物质来源不足、吸收不良、需要量增多或丢失过多有关。

5. 口腔黏膜改变　与上皮细胞萎缩、神经营养不良有关。

6. 焦虑　与陌生的环境、新诊断的疾病、生理上的不适有关。

7. 有感染的危险　与组织缺氧、巨幼细胞性贫血时伴随的白细胞数减少、营养状态不佳等有关。

8. 有受伤的危险　与头晕（为脑缺氧所致）、虚弱、疲乏（由组织缺氧或卧床过久所致）、躯体平衡失调（为某个肢体神经受损、协调运动功能障碍所致）有关。

9. 知识缺乏　与不了解疾病的治疗、护理知识有关。

10. 潜在并发症   充血性心力衰竭、心律失常。

【健康教育】

1. 向患者及家属介绍贫血的有关知识和自我护理方法，说明消除病因和坚持药物治疗的重要性，鼓励其主动配合治疗，消除其思想顾虑。

2. 休息和饮食指导   轻度贫血者可照常工作；中度以上贫血者活动量应以不加重疲劳感或其他症状为度，待病情好转后可逐渐增加活动量，切实遵循饮食治疗原则，安排好营养食谱。

3. 用药指导   根据医嘱处方按时、按量服用。服药时避免食用影响铁剂吸收的药物，如牛奶、茶、咖啡等。

4. 注意保暖和个人卫生，预防感染。

（薛丹）

第二节   血小板及凝血因子疾病

正常人体有复杂的止血、凝血功能，血凝与纤溶之间保持着动态平衡。止血和凝血功能主要受血管因素、血小板、凝血因子的影响，以上三种要素的质、量的改变可引起出血性疾病。

血小板的止血途径：血管损伤—局部小血管收缩—血小板聚集于受伤处—形成白色血栓—堵住伤口而止血。另外，受伤后组织因子的释放可激活某些凝血因子而使血液凝固止血。

【护理措施】

1. 病情观察   某些生命体征改变常预示有出血的可能，如头痛、神志及瞳孔改变表示有颅内出血的可能，血压突然下降表示有内出血的可能，关节、肌肉肿痛为关节腔积血的重要指标。

2. 急性大出血的护理   配合医生积极止血，迅速建立静脉通道，必要时输血和凝血因子，保证有效循环血量；嘱患者卧床休息，严密观察生命体征；做好心理护理，避免紧张情绪；如为消化道大出血则禁食，遵医嘱给止血药。

3. 肢体疼痛的护理   嘱患者卧床休息，患肢制动，抬高肿胀肢体；协助患者放松情绪，分散注意力；局部冷敷以利止痛及止血；遵医嘱适当给予药物止痛。

4. 出血的预防   告知患者生活起居的注意事项，如避免剧烈运动，尽量远离有可能致伤的物体，饮食宜规律，保持大便通畅，进食少刺激少渣食物，禁挖鼻。应尽量避免各种侵入性操作，穿刺术后延长按压时间。

【护理问题】

1. 焦虑 与病程长、病情反复、长期反复住院后经济困难、初次住院时环境陌生及对有关疾病知识不了解有关。

2. 疼痛 与血肿压迫组织有关。

3. 组织灌注量改变 与血容量减少、微循环血流缓慢、血栓形成有关。

4. 气体交换受损 与毛细血管内微血栓形成，血流缓慢、凝固，因而血红蛋白含量低有关。

5. 躯体移动障碍 与关节及肌肉积血、瘫痪有关。

6. 自理缺陷 与肢体活动受限、治疗手段要求卧床等有关。

7. 潜在并发症 颅内出血。

【健康教育】

1. 指导患者压迫止血的方法。

2. 指导患者自我保护的方法，如服药期间不与感染患者接触，去公共场所戴口罩，衣着适度，尽可能避免感染，以免引起病情加重或复发。

3. 指导患者预防外伤的方法，如不使用硬质牙刷、不挖鼻孔、不玩锐利的玩具和工具，不做易发生外伤的运动。

4. 溶血性贫血预后多数良好，但少数可转为慢性或复发型，故应指导家属识别出血征象，如淤点、黑便，一旦发现出血立即回院复查及治疗。

5. 脾切除治疗的患者易患呼吸道及皮肤化脓性感染，甚至败血症，在术后2年内患者应定期随诊，每月口服青霉素数日或肌内注射长效青霉素1次，酌情注射丙种球蛋白，以增强抗感染能力。

（刘菲菲）

第三节 白血病

白血病是起源于造血干细胞的克隆性恶性疾病，其克隆中的白血病细胞失去进一步分化成熟的能力而停滞在细胞发育的不同阶段。在骨髓和其他造血组织中白血病细胞大量增生积聚，并浸润全身各组织器官，正常造血受抑制。临床症状主要包括贫血、出血、感染和各组织器官浸润的表现。

【护理措施】

（一）病情观察

重点观察三方面的内容：一是重要脏器出血征，二是重要脏器栓塞征，三是感染的征象。

（二）化疗的护理

护士应掌握各类化疗药物的毒不良反应，向患者及家属说明常见的不良反应及应对措施。维持静脉通畅，防止药物外漏，药物外漏后应及时采取补救措施，如局部封闭、第一个24h内行冷敷或硫酸镁湿敷。尽量保护血管，必要时静脉留置针管。保持水、电解质平衡，鼓励患者进食营养丰富的食品，可让患者选用自己喜欢的食物。

（三）感染的预防

由于白细胞质量改变，机体抵抗感染的能力下降，预防感染尤为重要。具体措施有：保持室内空气清洁，定时开窗通风，减少人员流动，限制探视；有条件者可住单间，必要时行保护性隔离，患者的各种生活用品严格消毒；保持皮肤、黏膜清洁，勤洗澡、更衣，饭后及时漱口等。各种侵入性操作均遵循无菌技术原则。

（四）提供心理支持

由于疾病长期困扰，治疗效果差，患者极易产生悲观情绪，甚至产生轻生念头，护士应熟悉患者的家庭、经济情况和患者的性格特征，多与患者交谈，详细说明心理健康与否与疾病转归的关系，鼓励患者表达内心的感受。同时可列举周围患者治疗较成功的例子，使患者树立信心，并鼓励患者多结识朋友。

【护理问题】

1. 焦虑　与病程长、病情反复、长期反复住院后经济困难、初次住院时环境陌生及对有关疾病知识不了解有关。

2. 疼痛　与白血病细胞浸润组织有关。

3. 营养失调　低于机体需要量，与恶心、呕吐、进食少、营养物质消耗增加有关。

4. 体温过高　与坏死物质吸收、继发感染有关。

5. 自理缺陷　与疼痛、化疗后不适有关。

6. 口腔黏膜改变　与化疗药物的不良反应、口腔感染有关。

7. 自我形象紊乱　与化疗后脱发、体重减轻有关。

8. 悲哀　与新诊断的癌性疾患、化疗致生活方式改变有关。

9. 有感染的危险　与白细胞的质量改变有关。

10. 潜在并发症　出血。

【健康教育】

1. 向患者及其家属介绍本病常见病因，指导患者避免接触对造血系统产生损害的药物、化学毒物及电离辐射；通过介绍目前有效的治疗方法，认识本病治疗的长期性和艰巨性；指导患者按医嘱用药，指导患者减轻恶心、呕吐的方法。

2. 注意个人卫生，保持良好的生活方式和乐观的情绪，避免皮肤黏膜损伤，预防各种感染。保证充足的休息和睡眠，适当锻炼身体，加强营养，以提高机体的免疫力。多饮水，多食蔬菜和水果，以保持排便通畅。剪短指甲，避免因抓搔而损伤皮肤。沐浴时水温以37℃~40℃为宜，以防水温过高引起血管扩张，加重皮下出血。注意保暖，避免受凉，尽量少去公共场所。勿用牙签剔牙，勿用手挖鼻孔、避免创伤等。

3. 嘱患者定期门诊复查血常规和骨髓象，发现发热、出血等及时到医院就诊。

（李凤）

第八章 风湿免疫性疾病患者的护理

第一节 系统性红斑狼疮

系统性红斑狼疮（SLE）是一种病变累及全身多个系统，血清中存在多种致病性自身抗体，有明显的免疫紊乱的自身免疫性结缔组织疾病。SLE 以年轻女性好发，发病年龄多在 15～35 岁，育龄妇女占患者的 90%～95%。典型症状是面部蝶形红斑，反复发作，拖延不愈，并伴有多脏器的受累。

【护理措施】

1. 密切观察病情　护士应注意患者生命体征、意识、瞳孔的变化，注意观察受累关节、肌肉的部位及疼痛的性质和程度。注意观察易感部位如口腔、皮肤的黏膜情况，加强口腔及皮肤的护理。

2. 注意活动与休息　急性期及疾病活动期应卧床休息，卧床期间应注意翻身、被动活动，防止压疮。缓解期可适当活动。

3. 做好皮肤护理　保持病室内适宜的温度和湿度，挂厚窗帘以免阳光直射，病室做紫外线消毒时安排患者回避。患者应避免在烈日下活动，必要时穿长袖衣裤，戴遮阳帽、打伞，禁忌日光浴。保持皮肤的清洁卫生，可用清水冲洗皮损处，每日 3 次用 30℃ 左右温水湿敷红斑处，每次 30min。忌用碱性肥皂，避免用化妆品及化学药品，防止刺激皮肤。保持口腔清洁及黏膜完整，坚持晨起、睡前、饭后用消毒液漱口，防止感染。有细菌感染者用 1∶5000 呋喃西林液漱口，局部涂以碘甘油；有真菌感染者用 1%～4% 碳酸氢钠液漱口，或用 2.5% 制真菌素甘油涂敷患处。有口腔溃疡的患者，漱口后用中药冰硼散或锡类散涂敷。脱发的患者应减少洗头次数，以每周 2 次为宜，边洗边按摩；也可用梅花针轻刺头皮，每日 2 次，每次 15min，避免脱发加重。忌染发、烫发、卷发。指导患者采用适当方法遮盖脱发，可戴帽子、假发等。

4. 预防感染　SLE 患者免疫力差，易发生感染，应减少亲友的探视。护士在护理工作中应严格无菌操作，注意观察感染迹象，监测生命体征及白细胞变化，若体温达到 38℃ 以上，局部皮肤黏膜红肿，出现咳嗽、咳痰、胸痛等征象应报告医生，并协助处理。保持皮肤干燥，注意口腔、皮肤、会阴等易感部位的卫生。

5. 药物护理　指导患者遵医嘱用药，勿随意减药、停药。激素类药物勿擅自停药或减量，以免造成疾病治疗的反跳现象。非甾体类抗炎药胃肠道反应多，宜饭后服，具有肾毒性，伴肾炎者禁用。抗疟药的衍生物排泄缓慢，可在体内蓄积，能引起视网膜退行性病变，故应定期查眼底。免疫抑制剂毒性较大，可导致胃肠不适、脱发、肝病、神经炎、骨髓抑制等，因此使用中应定期查血象、肝功。

6. 饮食护理　饮食以高蛋白、富含维生素、营养丰富、易消化的食物为主，避免刺激性食物。忌食含有补骨脂素的食物，如芹菜、香菜、无花果等。肾功能损害者，应给予低盐饮食，适当限水，并记录24h出入量；尿毒症患者应限制蛋白质的摄入；心脏明显受累者，应给予低盐饮食；消化功能障碍者应给予无渣饮食。

7. 心理护理　疾病的迁延、反复以及给身体带来的损害会给患者造成很大的心理压力，护士应评估及治疗因疾病导致的心理问题，如焦虑、悲哀、失望等。首先应加强与患者的沟通，鼓励患者倾诉悲哀的心情，并给予同情、理解及正确的引导，同时加强护理，防止患者发生意外。适时告知预后，介绍成功病例，增强患者战胜疾病的信心。鼓励亲人朋友多陪伴患者，使其获得情感支持。对因疾病和治疗引起的一些容貌改变，应指导患者适当遮掩，如戴假发等。

【护理问题】

1. 体温过高　与原发病有关。

2. 皮肤黏膜受损　与狼疮导致的皮疹与血管炎有关。

3. 体液过多　与无菌性炎症引起的多浆膜腔积液有关。

4. 潜在并发症

（1）感染：与长期应用激素及白细胞减少有关。

（2）出血：与血小板低下有关。

（3）狼疮脑病：与原发病有关。

【健康教育】

1. 介绍疾病知识　向患者及家属介绍本病的基本知识，SLE患者如早期诊断和有效治疗，预后可大为改观，并非是不治之症，使患者保持心情舒畅及乐观情绪，树立战胜疾病的信心，积极配合治疗。同时注意劳逸结合，适当锻炼。

2. 介绍药物知识　告知患者药物的作用、副作用及服用方法，嘱患者遵医嘱服药。

3. 介绍预防感染的方法　告知患者如何预防皮肤、口腔及其他部位的感染。嘱患者避免阳光直射皮肤，禁止日光浴，同时避免疲劳、预防接种及服用诱发本病的药物等。禁用碱性过强的肥皂清洁皮肤，用温水洗脸，忌用各类化妆品。剪指甲勿过短，防止损伤指甲周围皮肤。

4. 介绍生育知识 SLE 好发于育龄女性，患者要注意避孕，病情稳定及肾功能正常者可受孕，并在医生指导下妊娠。

（王霞）

第二节 类风湿关节炎

类风湿关节炎是一种主要表现为周围对称性的多关节慢性炎症的自身免疫性疾病。发病年龄在 20～45 岁，以女性多见。发病与环境、感染、遗传、性激素及神经精神状态等因素密切相关，是造成人群丧失劳动力及致残的主要病因之一。

【护理措施】

1. 密切观察病情 观察患者关节疼痛的强度、肿胀畸形的程度、活动情况及患者自理能力，如个人卫生、穿衣、进食、如厕等，并进行评估，制订适宜的帮助计划。注意观察患者的心理状况，以便有针对性地进行心理护理。观察药物疗效和副作用，评估用药效果。

2. 注意活动与休息 活动期发热或关节肿胀明显时应卧床休息，并保持正确的体位，勿长时间维持抬高头部和膝部的姿势，以免屈曲姿势造成关节挛缩致残。病情缓解时指导患者进行功能锻炼，可做关节的被动活动，也可训练日常生活技能，如穿脱衣服、进食、如厕等，保持生活自理能力。锻炼过程中应注意量要适当，循序渐进，不可操之过急，运动前可用热敷、热水浴、红外线等理疗方法改善血液循环，缓解肌肉痉挛。当病变发展至关节强直时，应保持关节的功能位置，必要时用夹板固定，以保持一定的生活自理能力。

3. 疼痛的护理 关节肿胀、疼痛剧烈时，遵医嘱给予消炎止痛剂，缓解期帮助指导患者进行功能锻炼。采取解除或减轻疼痛的措施，如每日清晨起床时进行 15min 温水浴或用热水泡手，也可用谈话、听音乐等形式分散对疼痛的注意力。

4. 保持患者自理能力 评估自理能力后需制订可行的护理计划。改善类风湿患者的生活环境，为患者自理创造条件，如穿防滑的鞋子、起床活动时提供拐杖以保证安全；提供稍高的轮椅，减少患者起立坐下时膝、髋关节的受力；在厕所内放置较高的马桶或便器，方便患者如厕；物品的码放应方便患者取用等。患者在改变体位时应先活动一下关节。对已经造成关节功能障碍的患者，在指导关节锻炼的同时，应有针对性地进行日常生活能力的训练。此外，可在疾病缓解期进行职业治疗，帮助患者建立和恢复自理能力。

5. 做好心理护理　以友好乐观的态度与患者交流，对其表示同情与理解；介绍疾病的基本知识，强调虽然病程较长，但进展缓慢，合理的治疗与锻炼可延缓致残；介绍疗效显著的成功病例，并鼓励病员间的交流，鼓励患者自强；指导患者自我调整心理状态，保持乐观情绪；鼓励亲朋多关心、理解、照顾患者，使其获得感情上的支持与生活上需求的满足。

6. 药物护理　类风湿关节炎是一种慢性病，用药时间长，药物副作用多，应指导患者按照治疗计划定时、定量服药，不可随意加、减药量，或者停药。用药期间应密切观察药物副作用，如胃肠道反应、消化道出血、白细胞减少等。使用金制霉和青霉胺时应观察有无皮疹、蛋白尿、血尿，并定期做血尿常规检查。

【护理问题】

1. 疼痛　与关节滑膜病变有关。

2. 生活自理能力缺陷　与关节活动受限有关。

3. 有废用综合征的危险　与关节骨质破坏有关。

4. 预感性悲哀　与疾病久治不愈、关节可能致残、影响生活质量有关。

【健康教育】

1. 在护士的指导下了解本疾病的内容、治疗、服药及注意事项、预防保健知识等，避免有奇迹疗法的想法，坚定信心，坚持长期治疗。

2. 此病病程长，反复发作，加之关节疼痛、畸形、功能障碍，会给患者身心带来极大痛苦，此时患者更要有信心，与家人、医生、护士、社会配合治疗，达到最佳疗效。

3. 鼓励患者自强，消除其自卑和依赖感，在允许的体能范围内继续工作。

4. 对于各种感染，要积极预防和治疗。

5. 避免各种诱因，如寒冷、潮湿、过度劳累及精神刺激。

6. 坚持服药，不可擅自停药、换药、加减药，应同时了解药物不良反应。

7. 定期复查。

8. 功能锻炼目的在于掌握姿势，减轻疼痛，减少畸形的发生，原则为活动后2h后体力恢复。要循序渐进，计划可行。

（1）关节疼痛时除服药外，可行冷热敷、局部按摩，但在冷热敷时应避免与皮肤直接接触而造成损伤。

（2）在卧床期间可采取半坐卧位，手掌向上，可用夹板或辅助物支持和固定关节，以减轻疼痛；不允许膝盖下长期放置枕头，应加强翻身，避免压疮。

（3）避免突然的移动和负重。

（4）进行关节周围皮肤和肌肉的按摩，增进血液循环，防止肌肉萎缩。

（5）主动或被动地进行肢体活动，如伸展运动等。

（6）加强拍背和扩胸运动，预防感染。

（7）活动关节的方法如织毛衣、下棋、摸高、伸腰、踢腿等。

（8）逐步锻炼生活自理能力，鼓励患者参加更多的日常活动。

（李凤）

第二篇 外科护理

第一章 心血管外科疾病患者的护理

第一节 房间隔缺损

房间隔缺损是指在胚胎时期房间隔的发育异常，左、右心房间残留未闭的房间孔，造成心房之间左向右分流的先天性心脏病。可分为原发孔缺损和继发孔缺损两种类型。以后者居多，占先天性心脏病的10%左右。

【护理措施】

1. 术前护理

（1）心理护理：了解患者情绪反应，解除患者对手术的忧虑和恐惧。

（2）吸氧，以提高肺内氧分压，纠正缺氧状况。

（3）完善术前各项检查，如血常规、血凝常规、粪常规、尿常规、生化全套、肝炎全套、血气分析、心脏超声等。

（4）戒烟酒，预防感冒，介绍手术前后注意事项，指导患者练习深呼吸及有效咳嗽，以及在床上使用便器排尿、排便，保持皮肤、口腔卫生，询问妇科病史及月经来潮日期。

（5）术前准备：皮肤准备、药物敏感试验、采集血标本送血库做交叉配血试验及配血备用、术前1d晚按医嘱给予肠道准备，睡前口服镇静药物，保证睡眠、术前4h禁饮、6h禁食。

（6）手术日晨准备：更换清洁病员服；取下活动性义齿、饰品及贵重物品等交给患者家属保管；去手术室前指导患者排尿，排空膀胱；核对患者腕带情况、术中用药、病历、X线片、备用引流瓶等，与手术室人员核对交接。

2. 术后护理

（1）术后体位：给予平卧位，待循环稳定后给予床头抬高30°，尽早进行床上活动，根据病情鼓励患者逐渐下地活动。

（2）病情观察：观察患者病情变化，定时监测生命体征；观察四肢末梢温度、湿度的变化及患者的感觉、活动情况；观察有无心率（律）、血压的异常并及时处理；及时进行血气分析，观察有无电解质酸碱平衡紊乱；观察意识状态，有无嗜睡、意识模糊、表情淡漠、烦躁不安、多语、错觉等症状。充分给氧，防止低氧血症对各主要器官的损害。早期控制液体入量，减轻左心室的前负荷。大房缺者，常用血管扩张药降低心脏后负荷，改善心功能。

（3）伤口护理：观察手术切口有无渗血、渗液。切口疼痛影响患者呼吸的深度和幅度，不利于术后肺部扩张，应及时进行疼痛评估，遵医嘱应用镇痛药物，以利于患者休息和康复。

（4）管路护理：保持引流管通畅，严密观察引流液的性状、量及颜色变化。若单位时间内引流量突然增多，应及时报告医师，大于4mL/（h·kg），连续2h以上者，要做好二次开胸的准备。如引流量突然减少或停止，并伴有心率快、血压低、中心静脉压升高、尿量少、精神差、末梢循环差等情况，应警惕心脏压塞的发生。

（5）并发症的预防和护理

①急性左侧心力衰竭：当患者表现为呼吸困难、发绀和咳泡沫痰时，应警惕急性肺水肿，及时报告医师，遵医嘱应用吗啡、强心药、利尿药、血管扩张药，并吸出气管内分泌物。

②肺不张、肺炎：听诊双肺呼吸音是否清晰对称，预防肺部并发症的发生；定时翻身、叩背、体疗，鼓励咳痰。痰液黏稠不易咳出时，给予雾化吸入，必要时吸痰。

③其他：注意有无残余分流及心律失常，要及时通知医师处理。少数房缺损伤窦房结，会产生窦或交界性心动过缓，则需要安装心脏起搏器。

（6）心理护理：患者清醒后，应告知其所处环境，讲解相关知识，消除患者顾虑。

【护理问题】

1. 组织灌注量改变 与手术血容量变化有关。

2. 体液不足 与体外循环有关。

3. 潜在并发症 心律失常、心包填塞。

【健康教育】

1. 休息与运动 保证休息，根据心功能恢复情况逐渐增加活动量，术后1年内避免体力劳动和剧烈运动等。

2. 饮食指导 进食低钠、低脂肪、高蛋白质、富含纤维素饮食，少食多餐。避免暴饮暴食，以免加重心脏负担。早期根据心功能恢复情况适量控制饮水，禁烟、酒。

3. 用药指导　讲解常用强心药物的服用方法和注意事项，术前心脏明显增大、有心力衰竭表现患者，术后需强心、利尿治疗 3 个月以上。

4. 心理指导　耐心做好心理护理，使患者对疾病有正确认识，树立战胜疾病、早日康复的信心。

5. 康复指导　术后 3 个月内给予胸带外固定，避免上肢做扩胸运动及提拉重物。

6. 复诊须知　术后 3 ~ 6 个月门诊复查心电图、X 线胸片和超声心动图；服药期间出现心率、血压异常或切口出现渗血、渗液、疼痛、发热等不适，随时就诊。

（刘春红）

第二节　室间隔缺损

室间隔缺损是指室间隔在胚胎期发育不全，形成异常交通，在心室水平产生左向右分流。通常是单独存在的，但也可能是某种复杂心脏畸形的组成部分。

【护理措施】

1. 术前护理

（1）心理护理：了解患者情绪反应，解除患者对手术的忧虑和恐惧。

（2）吸氧，以提高肺内氧分压，纠正缺氧状况。

（3）完善术前各项检查，如血常规、血凝常规、粪常规、尿常规、生化全套、肝炎全套、血气分析、心脏超声等。

（4）戒烟酒，预防感冒；向患者介绍手术前后注意事项，指导患者练习深呼吸及有效咳嗽，以及在床上使用便器排尿、排便，保持皮肤、口腔卫生，询问妇科病史及月经来潮日期。

（5）术前准备：皮肤准备、药物敏感试验、采集血标本送血库做交叉配血试验及配血备用、术前 1d 晚按医嘱给予肠道准备，睡前口服镇静药物，保证睡眠、术前 4h 禁饮、6h 禁食。

（6）手术日晨准备：更换清洁病员服；取下活动性义齿、饰品及贵重物品等交给患者家属保管；去手术室前指导患者排空膀胱；核对患者腕带情况、术中用药、病历、X 线片、备用引流瓶等，与手术室人员核对交接。

2. 术后护理

（1）术后体位：采取平卧位，待循环稳定后给予床头抬高 30°，尽早进行床上活动，根据病情鼓励逐渐下地活动。

（2）病情观察：对于存在严重肺动脉高压的患者，可延长机械通气的辅助时间，术后早期充分镇静，适当过度通气。充分给氧，防止低氧血症对各主要器官的损害，尤其是吸痰时注意避免缺氧产生的肺高压危象。严密监测心率和心律变化，出现心率过缓或过速、房室传导阻滞时应及时备好阿托品或异丙肾上腺素，通知医师处理，必要时备临时起搏器。

（3）伤口护理：观察手术切口有无渗血、渗液。切口疼痛影响患者呼吸的深度和幅度，不利于术后肺部扩张，应及时进行疼痛评估和对疼痛进行干预，以利于患者休息和康复。

（4）管路护理：保持心包、纵隔引流管通畅，按时挤压引流管。每小时记录引流量及色、性状的变化，引流液增多时积极应用止血药物，同时查找原因，如引流液大于4mL／（h·kg），连续2h以上，要做好二次开胸的准备。

（5）并发症的预防和护理

①三度房室传导阻滞：积极纠正水、电解质紊乱，观察异丙肾上腺素静脉微量泵输入的效果。应用临时起搏器的患者要观察起搏效果，及时提醒医师根据心率及心律的变化调整起搏阈值。

②呼吸衰竭：继续使用呼吸机辅助通气，给予强心、利尿治疗，选择合适的抗生素预防及治疗呼吸道感染；给予肠内营养或静脉高营养，以保证热量供应。

③低心排血量综合征：监测生命体征，详细记录出入量。补充血容量，纠正酸中毒，维持血压及心排血量。

④肺高压危象：对于重症肺动脉高压的患者应充分镇静，维持正常的血氧浓度，尽量减少吸痰时的刺激及缺氧状况。

（6）心理护理：鼓励患者树立战胜疾病的信心。

【护理问题】

1. 组织灌注量改变　与手术血容量改变有关。

2. 气体交换受损　与肺动脉高压有关。

【健康教育】

1. 休息与运动　术后适当活动，以促进先心病患者的康复。

2. 饮食指导　补充营养，进食有营养、易消化的食物，避免暴饮暴食，易少食多餐，根据医师要求合理控制患者的出入量。

3. 用药指导　按时、按量服药，尤其是洋地黄制剂；服药期间注意监测脉搏变化。

4. 心理指导　保持心情舒畅、愉悦。

5. 康复指导　出院3个月不宜做双臂过伸过举运动。

6. 复诊须知　一般术后3~6个月到医院复查。

（董卫华）

第三节　法洛四联症

法洛四联症是包括肺动脉狭窄、室间隔缺损、主动脉骑跨和右心室肥厚在内的先天性心脏血管畸形，是临床上最常见的发绀型先天性心脏病。

【护理措施】

1. 术前护理

（1）心理护理：对患者进行术后健康教育内容讲解，使其掌握术后配合知识，帮助患者树立战胜疾病的信心，消除恐惧感。

（2）预防感染：嘱患者保暖防寒，每天适量吸氧，充分休息，减少活动量。适当饮水，防止血液过于浓缩诱发缺氧发作。

（3）完善各项检查，如血常规、血凝常规、粪常规、尿常规、生化全套、肝炎全套、血气分析、心脏超声等。

（4）向患者介绍手术前后注意事项，指导患者练习深呼吸及有效咳嗽，以及在床上使用便器排尿、排便，保持皮肤、口腔卫生，询问妇科病史及月经来潮日期。

（5）术前准备：皮肤准备、药物敏感试验、采集血标本送血库做交叉配血试验及配血备用、术前1d晚按医嘱给予肠道准备，睡前口服镇静药物，保证睡眠、术前4h禁饮、6h禁食。

（6）手术日晨准备：更换清洁病员服；取下活动性义齿、饰品及贵重物品等交给患者家属保管；去手术室前指导患者排空膀胱；核对患者手腕带情况、术中用药、病历、X线片、备用引流瓶等，与手术室人员核对交接。

2. 术后护理

（1）术后体位：机械通气的患者待循环稳定后给予床头抬高30°～45°。

（2）病情观察：密切监测心率、心律、血压的变化，注意心功能的维护并补足血容量，维持中心静脉压15cmH$_2$O左右，观察尿量情况，严格记录出入量。加强呼吸道管理，保持呼吸道的通畅，防止肺部感染。

（3）伤口护理：观察胸部正中手术切口有无渗血、渗液，及时进行疼痛评估，给予患者镇痛药物，以利于患者休息和康复。

（4）管路护理：观察心包及胸腔引流液的量、色及性状，详细记录。每小时挤压引流管，保持管路通畅。保证气管插管的固定牢固，防止脱管。中心静脉置管要密闭式输液、无菌操作，以预防感染。动脉置管持续肝素液加压注射，避免动脉血液回流，堵塞管腔。

（5）并发症的预防和护理

①灌注肺：使用呼吸机辅助呼吸并给予呼气末正压（PEEP）从4cmH$_2$O开

始，可根据血气结果调整 PEEP 值，但最大不宜超过 $15cmH_2O$；监测呼吸机的各项参数，注意呼吸道压力的变化；积极治疗肺水肿，保证血容量稳定，严格限制入量，补液以胶体为主，注意监测血浆渗透压的变化；观察记录尿量及性状；保持呼吸道通畅，及时吸出呼吸道分泌物，使患者充分镇静，防止躁动。

②低心排血量：监测生命体征；记录出入量；补充血容量，强心、利尿治疗，纠正酸中毒，维持血压；护理操作轻柔，避免过多刺激操作。

③肾衰竭：表现为少尿、无尿、高血钾、尿素氮和血清肌酐增高等，监测每小时尿量，观察尿色变化，有无血红蛋白尿等。

④三度房室传导阻滞：积极纠正水、电解质紊乱，观察异丙肾上腺素静脉微量泵输入的效果。应用临时起搏器的患者应观察起搏效果，及时提醒医师根据心率、心律变化调整起搏阈值。

（6）心理护理：患者会有发绀面容及槌状指（趾），年轻患者往往产生自卑情感，加之病情重，患者战胜疾病的信心不够。护士应从患者关注点劝解安慰，以达到最佳的心理状态。

【护理问题】

1. 气体交换受损　与缺氧、肺泡微血管血流改变有关。

2. 有体液不足的危险　与应用利尿剂、控制入量有关。

3. 心输出量减少　与心功能差有关。

4. 活动无耐力　与长期缺氧有关。

5. 潜在并发症　低心排血量综合征。

【健康教育】

1. 休息与运动　根据心功能恢复情况逐渐增加活动量。

2. 饮食指导　给予易消化饮食，保持排便通畅。

3. 用药指导　服用强心、利尿药物期间注意补钾治疗。

4. 心理指导　鼓励患者树立战胜疾病的信心。

5. 康复指导　监测体温变化，预防上呼吸道感染。

6. 复诊须知　定期复诊，每年进行 1 次心电图、X 线胸片和超声心动图检查。

（姜永杰）

第四节　主动脉夹层动脉瘤

主动脉夹层动脉瘤是指主动脉壁中层内裂开，并且在这裂开间隙有流动或凝固的血液。

【护理措施】

1．术前护理

（1）心理护理：了解患者情绪反应，解除患者对手术的忧虑和恐惧。

（2）绝对卧床休息，给予易消化流食或半流食，保持排便通畅，便秘时给予开塞露，防止胸腔或腹腔压力过大，以免造成动脉瘤破裂。

（3）严密观察病情变化，监测心率、四肢血压等生命体征，严格控制血压在正常范围，预防夹层继续剥离或动脉瘤破裂。监测肝、肾、胃肠功能，以及四肢动脉搏动和四肢运动情况。观察患者的意识状态。

（4）患者疼痛时及时给予药物处理，使患者处于安静状态，避免血压升高。

（5）完善各项检查，如血常规、血凝常规、粪常规、尿常规、生化全套、肝炎全套、血气分析、心脏超声等。

（6）戒烟2周以上，预防感冒。向患者介绍手术前后注意事项，指导患者床上使用便器排尿、排便，教会患者正确的深呼吸方法，保持皮肤、口腔卫生。

（7）术前准备：皮肤准备、药物敏感试验、采集血标本送血库做交叉配血试验及配血备用、术前1d晚按医嘱给予肠道准备，睡前口服镇静药物，保证睡眠、术前4h禁饮、6h禁食。

（8）手术日晨准备：更换清洁病员服；取下活动性义齿、饰品及贵重物品等交给患者家属保管；去手术室前指导患者排空膀胱；核对患者腕带情况、术中用药、病历、X线片、备用引流瓶等，与手术室人员核对交接。

2．术后护理

（1）术后体位：给予平卧位，待循环稳定后给予床头抬高30°。

（2）病情观察：密切观察心率、心律、ST段改变，及时发现心律失常、心肌缺血等；血压监测以有创动脉腔内置管直接测压为主，必要时监测四肢血压，及时发现可能出现的分支血管阻塞及组织灌注不良情况；监测尿量，了解患者循环状况及肾功能情况；观察体温、皮肤色泽与温度、外周动脉搏动情况，了解全身循环灌注情况；观察瞳孔四肢与躯干活动、精神状态、定向力等，了解中枢神经系统功能情况；加强呼吸道管理，使用呼吸机辅助呼吸，用呼气末正压呼吸，增加功能残气量，改善气体交换，预防肺部感染。

（3）伤口护理：观察切口敷料有无渗血，常规给予胸带加压包扎，以防止胸骨松动。

（4）管路护理：保持有创测压管、中心静脉导管、尿管、胸部引流管通畅，严密观察引流液的性状、量及颜色变化，若单位时间内引流量突然增多，及时报告医师，大于4mL/（h·kg）、连续2h以上、应用止血药物无效、判断活动性出血时做好二次开胸止血准备。

（5）并发症的预防和护理

①出血：是最严重、最主要的并发症之一，原因可能是创面渗血不止、止血不彻底、吻合口缝线撕裂等，重在预防。另外，原因可能是体外循环常见的血液稀释、肝素未完全中和、鱼精蛋白过量、肝素反跳等，应给予对症处理，要严密观察出血量和性状。

②脑部并发症：表现为苏醒延缓、记忆力减退、抽搐、偏瘫、昏迷等，部分患者表现为精神症状、认知能力降低。应给予患者适当约束，预防脱管、坠床等。维持稳定的血流动力学，保证供氧，维持水、电解质、酸碱平衡稳定。

③低心排血量综合征：明确引起低心排血量的原因，保证足够的血容量，降低心脏后负荷，增加心肌收缩力。

④肾功能不全：患者表现为少尿、无尿、高血钾、尿素氮和血清肌酐增高等，监测每小时尿量，观察尿色变化、有无血红蛋白尿等。

（6）心理护理：术后患者清醒后要告知其所处环境，讲解相关知识，消除其紧张、恐惧情绪。

【护理问题】

1. 疼痛　与主动脉夹层瘤撕裂有关。

2. 有猝死的危险　与主动脉夹层瘤破裂有关。

3. 恐惧与焦虑　与疾病本身及住院环境有关。

4. 潜在并发症

（1）肾衰竭：与主动脉夹层瘤波及肾功能有关。

（2）截瘫：与主动脉夹层瘤影响脊髓及下肢供血有关。

5. 知识缺乏　缺乏与本疾病及介入手术相关的知识。

【健康教育】

1. 休息与运动　以休息为主，活动量要循序渐进，注意劳逸结合。

2. 饮食指导　低钠、低脂肪饮食，戒烟、酒，多食新鲜水果、蔬菜及富含粗纤维素的食物，以保持排便通畅。

3. 用药指导　按医嘱坚持服药，控制血压，不擅自调整药量。

4. 心理指导　指导患者学会自我调整心理状态，调控不良情绪，保持心情舒畅，避免情绪激动。

5. 康复指导　教会患者自测心率、脉搏，有条件者置血压计，定时测量。

6. 复诊须知　定期复诊，若出现胸、腹、腰痛症状及时就诊。

（刘春红）

第二章　神经外科疾病患者的护理

第一节　颅脑外伤

颅脑损伤是因暴力直接或间接作用于头部引起的颅骨及脑组织的损伤。临床表现为意识障碍、头痛、恶心、呕吐、癫痫发作、肢体瘫痪、感觉障碍、失语及偏盲等。颅底骨折可出现脑脊液耳漏、鼻漏。脑干损伤可出现意识障碍、去大脑强直，严重时可发生脑疝，危及生命。重度颅脑损伤以紧急抢救、纠正休克、清创、抗感染及手术等为主要治疗方法。

【护理措施】

1. 术前护理

（1）病情观察：严密观察患者生命体征及意识、瞳孔、肢体活动情况，及时判断是否出现休克、脑疝。

（2）吸氧：保持呼吸道通畅，防止分泌物、呕吐物窒息，舌后坠者应放置口咽通气道，必要时行气管切开或气管插管。

（3）迅速建立静脉通道，对脑疝患者立即快速静脉滴注脱水药，静脉补液时速度宜慢。

（4）积极做好术前准备，如剃头、备血、皮试、留置尿管、床旁心电图及遵医嘱应用术前药物等。

（5）纠正休克：若患者出现休克，应采取中凹卧位，迅速补充血容量，严密观察血压及尿量。

（6）预防颅内感染：开放性颅脑损伤应及时清创和常规应用抗生素。有脑脊液耳漏、鼻漏者头偏向患侧，保持耳、鼻孔及口腔清洁，避免挖鼻孔、咳嗽，严禁填塞、冲洗及经鼻吸痰和插胃管。预防性应用破伤风抗毒素，定时测体温，密切观察有无颅内感染征象。

（7）昏迷患者及生活不能自理的患者应做好基础护理，如口腔护理、雾化吸入、尿管护理、胃管护理等。

2. 术后护理

（1）卧位：术后抬高床头15°～30°，以利于静脉回流，减轻脑水肿。

（2）病情观察：吸氧、心电监护，严密监测生命体征、意识、瞳孔等，做好记录。

（3）遵医嘱给予脱水药：降低颅内压，减轻脑水肿。

（4）营养支持：术后多采用静脉输液补充热量，输液一般不宜过多、过快，以防止脑水肿发生或发展，以后可根据患者意识状态和胃肠功能改为鼻饲或经口营养。

（5）高热护理：体温高时给予药物及物理降温，对中枢性高热多以物理降温为主，如温水擦浴、乙醇擦浴，应用冰袋、冰毯等。

（6）保持头部引流管通畅：观察引流液的颜色、性状和量，出现异常及时报告医生采取措施，外出检查时要夹闭头部引流管。

（7）观察有无消化道出血及其他并发症，对顽固性呃逆者，应警惕胃出血。

（8）保持伤口敷料清洁干燥，保持伤口引流通畅，观察引流液的颜色、量、性状，进行各项护理操作时勿反折及挤压引流管。

（9）预防并发症

①昏迷患者应定时叩背排痰，清理呼吸道，根据需要及时吸痰，以预防坠积性肺炎的发生。

②定时翻身，做好皮肤护理，预防压疮。

③对躁动、不配合、留置各种管道的患者进行保护性约束，加用床栏，悬挂提示牌，防止意外发生；同时要取得患者家属的理解，签署告知书，保障患者安全。

④眼睑闭合不全者涂眼膏保护，预防角膜炎。

⑤口服抗癫痫药物者应坚持1~2年逐步减量，不能单独外出。

（10）做好基础及生活护理

①禁食及鼻饲的患者，口腔护理一日两次。协助鼻饲患者进食、水，及时与患者家属沟通，使患者及其家属尽早接受饮食形式的改变。鼻饲患者注意保持管路通畅，定时回抽胃液，观察有无异常胃内容物，发现异常及时报告医生处理。

②保持呼吸道通畅，协助翻身、拍背、有效咳嗽，必要时吸痰，痰液黏稠时遵医嘱给予雾化吸入并认真记录痰液的颜色、性状和量。

③留置尿管的患者，尿管护理一日两次。保持管道通畅，妥善固定，观察并记录引流液的颜色、性状和量，有异常及时通知医生采取措施。

（11）提供与护理相关的健康指导和功能锻炼，如肢体的功能锻炼、吞咽功能锻炼、发音训练、防病及自我保健的方法等。

（12）准备好各种抢救药品、仪器、用物，以备随时急用。

【护理问题】

1. 疼痛　与颅内压增高有关。

2. 急性意识障碍　与颅内压增高有关。

3. 清理呼吸道无效　与意识障碍有关。

4. 有感染的危险 与脑脊液外漏有关。

5. 有受伤的危险 与术后意识不清、躁动有关。

6. 有废用综合征的危险 与意识和肢体功能障碍及长期卧床有关。

7. 有皮肤完整性受损的危险 与长期卧床有关。

8. 潜在并发症 颅内压增高、脑疝及癫痫发作。

【健康教育】

1. 告知患者和家属若出现剧烈头痛、频繁呕吐、发热、意识模糊应及时到医院就诊。

2. 颅底骨折患者避免颅内压骤然升降的因素。

3. 颅骨骨折达到骨性愈合需要一定时间，线性骨折一般成人需 2~5 年，小儿需 1 年。

4. 若有颅骨缺损，要注意避免碰撞局部，可在伤后半年左右行颅骨成形术。

5. 外伤性癫痫患者需定期服用抗癫痫药物，待症状完全控制后再坚持服药 1~2 年，逐步减量后才能停药，不可突然中断服药。不能单独外出、登高、游泳等，以防意外。

6. 康复训练 协助患者及家属制订康复计划，告诉他们有意识、有计划地进行废损功能训练，如语言、记忆力等方面的训练，瘫痪肢体的训练，尤其注意发挥不全肢体瘫痪部位的肢体代偿功能，使患者得以提高生活自理能力以及社会适应能力。

7. 心理指导 轻型脑损伤患者应尽早自理生活。对恢复过程中出现头痛、耳鸣、记忆力减退的患者应给予适当的解释和宽慰，使其树立信心。脑损伤后遗留的语言、运动或智力障碍在伤后 1~2 年内有部分恢复的可能，应提高患者的自信心，做好心理疏导。

（董卫华）

第二节 颅内肿瘤

颅内肿瘤是神经外科最常见的疾病之一，分为原发性和继发性两大类，常见的有神经胶质瘤、脑膜瘤、垂体腺瘤、听神经瘤及转移瘤等，主要表现为头痛、恶心、呕吐、视神经乳头水肿，可伴有神经功能障碍，如肢体瘫痪、感觉障碍、视力减退、精神症状和语言障碍等，严重时可发生脑疝而危及生命。

【护理措施】

1. 术前护理

（1）病情观察：严密观察患者生命体征、意识、瞳孔及肢体活动的变化。

（2）颅内压增高的护理

①抬高床头 15°～30°，以利于静脉回流，减轻脑水肿。

②遵医嘱给予脱水药，降低颅内压，减轻脑水肿。

③应用缓泻剂，保持大便通畅。

④充分给氧，改善脑缺氧状况。

⑤控制液体输入量。

（3）积极做好术前特殊检查及手术前的准备

①术前 6～8h 禁食、水。

②头皮准备：术前 1d 剃头，协助患者洗头，手术日晨再剃发一次，消毒后戴无菌帽。前额手术应将眉毛剃掉，颅后窝手术应将颈后、肩部皮肤洗净、消毒。

（4）注意保护患者，如有肢体瘫痪、感觉障碍等神经系统症状的患者应悬挂警示牌，视具体情况加以保护，防止意外发生。

（5）心理护理：给予心理支持，使患者及其家属面对现实，战胜疾病。

（6）术前保持大便通畅，进食富含纤维素的蔬果，避免术后便秘。

2. 术后护理

（1）卧位：抬高床头 15°～30°，以利于静脉回流，减轻脑水肿。幕上开颅术后应卧向健侧，避免切口受压；幕下开颅术后早期宜无枕侧卧或侧俯卧位。

（2）病情观察：严密监测生命体征、意识、瞳孔及尿液的颜色、性状及量，有无尿崩等，术后 24h 内易出现颅内出血及脑水肿引起的脑疝等并发症。护士按要求巡视病房，观察病情，及时发现并采取措施。

（3）保持出入量平衡：注意补液速度，遵医嘱给予脱水药，以降低颅内压，减轻脑水肿；同时告知患者及其家属药物的作用及不良反应。

（4）营养支持：术后多采用静脉输液补充热量，输液一般不宜过多、过快，以防脑水肿发生或发展。颅后窝手术及吞咽困难者应暂禁食，必要时鼻饲饮食，待吞咽功能恢复后练习进食。协助患者翻身、按摩、进行肢体活动及康复运动，以预防压疮，促进食物吸收，提高身体素质。

（5）生活护理：根据患者情况及时整理床单位，进行面部清洁、口腔护理，保持口腔清洁、无异味，有口腔溃疡者及时处理。气管切开留置气管套管的患者每日更换内套管 2 次，及时吸痰，保持呼吸道通畅。协助患者修剪指甲、胡子等，帮助患者维持个人卫生。

（6）术后出现偏瘫和失语

①指导患者进行肢体主动或被动锻炼，以防肌肉萎缩，根据病情可逐渐增加活动量。

②发音训练，可从单字发音开始，并经常收听广播、音乐等。

（7）术前有癫痫病史者在术前和术后均要应用抗癫痫药物，术后禁食期间可应用苯巴比妥（肌内注射）。

【护理问题】

1. 焦虑、恐惧　与脑肿瘤的诊断有关。

2. 疼痛　与肿瘤压迫、手术伤口有关。

3. 有受伤的危险　与神经系统功能障碍有关。

4. 知识缺乏　缺乏所患疾病相关知识。

5. 有废用综合征的危险　与肢体功能障碍有关。

【健康教育】

1. 劝告患者面对现实，积极配合治疗。

2. 应向患者指出放疗、化疗可能出现的不良反应，让患者心理上得到调整。

3. 对晚期患者全期随访并给予护理指导，尽可能保持一定的生活质量。

4. 对家属进行肿瘤预防知识的宣教工作。

（李凤）

第三节　颅内血管性疾病

颅内血管性疾病主要有颅内动脉瘤、颅内动静脉畸形等。颅内血管一旦破裂出血，血液流至蛛网膜下隙，患者可出现突然头痛、呕吐、意识障碍、癫痫样发作、脑膜刺激征等。本病以手术治疗为主。

【护理措施】

1. 术前护理

（1）病情观察：严密观察患者生命体征、瞳孔、意识变化，及早发现出血情况，尽早采取治疗措施。

（2）积极做好术前准备，如剃头、备血、皮试等。

（3）绝对卧床，减少搬动及外界刺激，避免情绪激动、剧烈运动、用力排便、咳嗽等诱发颅内压增高的因素，必要时给予缓泻剂，预防再次出血。

（4）伴发癫痫者要注意安全，防止受伤，保持呼吸道通畅，并给予吸氧，记录抽搐时间，遵医嘱应用抗癫痫药物；给予保护性约束，防止意外发生。

2. 术后护理

（1）卧位：抬高床头 15°~30°，以利于静脉回流，减轻脑水肿。

（2）病情观察：严密监测生命体征、意识、瞳孔等，做好记录。

（3）遵医嘱给予脱水药，降低颅内压，减轻脑水肿。

（4）保持呼吸道通畅，及时清除呼吸道分泌物，持续低流量给氧。

（5）观察肢体活动及感觉情况，与术前对比有无改变，发现异常应及时采取措施。

（6）饮食护理：鼓励患者进食富含维生素、蛋白质、纤维素的食物，增强身体抵抗能力，预防便秘。

（7）加强心理护理，减少刺激，防止癫痫发作；备好保护性用品及抢救物品，防止意外发生。

（8）长期卧床、活动量较少的患者应做好基础护理，预防皮肤、呼吸道、泌尿系统等并发症。协助并指导患者面部清洁、会阴冲洗、翻身、叩背、有效咳嗽，协助并指导患者使用便器、更衣及进食、水等。

【护理问题】

1. 焦虑、恐惧　与担心手术效果有关。

2. 疼痛　与颅内压增高有关。

3. 急性意识障碍　与颅内压增高有关。

4. 有受伤的危险　与癫痫发作有关。

5. 知识缺乏　缺乏所患疾病相关知识。

6. 潜在并发症　颅内出血。

【健康教育】

1. 养成良好的生活习惯，避免暴饮暴食，注意饮食卫生。

2. 合理安排休息及活动，保持精神愉快，促进康复。

3. 指导患者及家属学会疾病的基本保健知识，预防并发症的发生，如有不适应及时返院。

（安玮）

第三章 普通外科疾病患者的护理

第一节 肠梗阻

肠内容物不能正常运行、顺利通过肠道时，称为肠梗阻，是外科常见的急腹症之一，其病情多变，发展迅速，若不及时处理，常危及患者生命，尤其是绞窄性肠梗阻，死亡率相当高。

【护理措施】

1. 术前护理

（1）饮食：肠梗阻患者应禁食，若梗阻缓解可进流质饮食，忌食产气的甜食和牛奶等。

（2）胃肠减压：胃肠减压期间应观察和记录引流液的色、质、量，若发现有血性液，应考虑有绞窄性肠梗阻的可能。

（3）体位：生命体征稳定者可取半坐卧位，可使膈肌下降，减轻腹胀对呼吸、循环系统的影响。

（4）呕吐的护理：呕吐时嘱患者坐起或头偏向一侧，及时清除口腔内呕吐物，保持口腔清洁，并观察、记录呕吐物的颜色、性状和量。

（5）维持体液平衡，记录出入液量和合理输液。

（6）防治感染和脓毒血症，正确、按时应用抗生素。

（7）严密观察病情，定时测量体温、心率、呼吸、血压，观察腹痛、腹胀、呕吐及腹部体征情况。

2. 术后护理

（1）观察病情：观察患者的生命体征、腹部症状和体征的变化。

（2）体位：血压平稳后给予半坐卧位。

（3）饮食：禁食，禁食期间给予补液，待肠蠕动恢复并有肛门排气后开始进少量流质，进食后若无不适，逐步过渡至半流质饮食。

（4）胃肠减压和腹腔引流管的护理：妥善固定引流管，保持引流通畅，观察引流液的颜色、性状及量。

（5）活动：病情允许时，鼓励患者早期下床活动，以促进肠蠕动恢复，防止肠粘连。

【护理问题】

1. 疼痛 与肠疾病本身及手术切口有关。

2. 有体液不足的危险 与呕吐、禁食、胃肠减压等有关。

3. 知识缺乏 缺乏与本疾病相关的知识。

4. 潜在并发症 肠坏死、腹腔感染、休克。

【健康教育】

告知患者注意饮食卫生，避免暴饮暴食，不适随诊。

（刘春红）

第二节 胆石症

胆石形成的原因目前尚不明确，可能与代谢失调或胆道感染有关。胆石症分为胆囊结石、胆总管结石和肝内胆管结石。胆石症常伴有炎症，临床表现为腹痛、发热、恶心、呕吐，有时伴有黄疸等症状。

【护理措施】

1. 术前护理

（1）饮食：指导患者选用低脂肪、高蛋白质、高糖饮食，因高脂肪饮食可促进胆囊收缩，排出胆汁，会加剧疼痛。

（2）术前用药：严重的胆石症发作性疼痛可使用镇痛剂和解痉剂，但应避免使用吗啡，因吗啡有收缩胆总管的作用，可加重病情。

（3）病情观察：对于胆石症急性发作患者应注意观察其体温、脉搏、呼吸、血压、尿量及腹痛情况，及时发现有无感染性休克征兆。注意患者皮肤有无黄染，粪便颜色变化，以确定有无胆道梗阻。

2. 术后护理

（1）症状观察及护理：定时观察患者生命体征的变化，注意有无血压下降、体温升高及尿量减少等全身中毒症状，及时补充液体，保持出入量平衡。

（2）"T"形管护理：胆总管切开放置"T"形管的目的是引流胆汁，使胆管减压：①妥善固定，防扭曲，防脱落。②保持"T"形管无菌，每日更换引流袋，下地活动时引流袋应低于胆囊水平，避免胆汁回流。③观察并记录每日胆汁引流量、颜色及性状，防止胆汁淤积引起感染。④拔管：如果"T"形管引流通畅，胆汁色淡黄、清亮、无沉渣，且无腹痛、发热等症状，术后14d可夹闭管道。开始每天2~3h，无不适可逐渐延长时间，直至全日夹管。在此过程中要观察患者的情况，有无体温增高、腹痛、恶心、呕吐及黄疸等。经"T"形管造影后如显示胆道通畅，则于造影后再引流 2~3d，以及时排出造影剂。经引流观察无特殊反应，可拔除"T"形管。

【护理问题】

1. 疼痛 与手术伤口有关。

2. 生活自理能力缺陷 与术后放置引流管有关。

3. 知识缺乏 缺乏术后饮食保健知识。

【健康教育】

1. 饮食 要少油腻，宜高维生素、低脂肪饮食。烹调方式以蒸煮为宜，少吃油炸类的食物。

2. 提高免疫力 适当进行体育锻炼，以提高机体免疫力。

（姜永杰）

第三节 腹外疝

腹外疝是指腹部脏器通过腹壁薄处向体表突出，常见的有腹股沟斜疝、腹股沟直疝、股疝、脐疝及切口疝。临床表现为患者站立、行走、劳动或腹内压突然增高时疝内容物向体表突出，平卧、休息时可推送其回纳至腹腔，患者多无自觉症状。若疝内容物不能还纳入腹腔，可造成嵌顿或绞窄疝，产生剧烈疼痛、局部压痛及肠梗阻症状。

【护理措施】

1. 术前护理

（1）了解并观察患者有无咳嗽、腹胀、便秘及排尿困难等可能引起腹压增高的病症，指导患者积极接受治疗。吸烟者应在术前两周戒烟，注意保暖，预防受凉、感冒，多饮水，多吃蔬菜等粗纤维食物，保持大便通畅。

（2）手术前应放置导尿管或嘱患者排尿，避免术中损伤膀胱。

（3）术前指导患者进行床上排尿训练，避免术后出现尿潴留。

2. 术后护理

（1）体位：术后平卧，双腿屈曲，膝下垫枕，使腹部松弛，以减少伤口的张力。1~2d 后可抬高床头 15°~30°。

（2）活动：术后不宜过早下床活动，一般应卧床 3~5d，老年患者、巨大疝及复发疝患者应适当延长卧床时间。采用无张力修补术的患者可早期离床活动。

（3）饮食：手术中操作未触及肠管且术后 6~12h 无恶心、呕吐者，可进流食，次日进软食或普食。如涉及肠管，应在恢复肠蠕动（肛门排气）后进流食，逐渐过渡为半流食、普食。应食用易消化、少渣、高营养的食物，避免引起腹胀及便秘。

（4）预防血肿：术后一般在伤口处压 1kg 的沙袋 24h 左右，以减少伤口出血。腹股沟疝修补术后的患者可用绷带托起阴囊 2~3d，以防止或减轻伤口渗出液流入阴囊而引起肿胀。

（5）减少增加腹内压的因素：指导患者多做床上活动，预防肺部并发症。在咳嗽、打喷嚏时，要按压伤口，必要时给患者服用镇静剂。保持大便通畅，便秘时不要骤然用力，应协助患者使用润肠剂或缓泻剂。

（6）病情观察：腹股沟疝手术可能会损伤膀胱而造成术后血尿，当发现患者尿色有改变时，应及时留取尿标本送检并通知医生。

【护理问题】

1. 疼痛　与手术伤口有关。

2. 知识缺乏　缺乏有关知识。

3. 生活自能力缺陷　与术后伤口和制动有关。

4. 潜在并发症　嵌顿疝、术后阴囊水肿、切口感染。

【健康教育】

患者出院后应逐渐增加活动量，术后 3 个月不要从事重体力劳动或提举重物等；预防感冒及便秘；适当锻炼身体，增强腹部肌肉功能，预防复发。

（李凤）

第四节　肝肿瘤

肝肿瘤分为良性和恶性两种。良性少见；恶性肿瘤常见的是肝癌，分为原发性和继发性（即转移性）两种。常见的临床表现为肝区疼痛、消化道症状、肝大、内分泌代谢紊乱。

【护理措施】

1. 术前护理

（1）饮食：指导患者选用低脂肪、高蛋白质、丰富维生素、易消化的食物。

（2）术前用药：遵医嘱应用保肝药物、抗生素及止血药物。

（3）嘱患者在床上练习大小便及掌握正确的咳嗽、排痰方法。

（4）做好术前指导、心理护理及肠道准备。

2. 术后护理

（1）全麻术后护理常规：平卧位，吸氧，观察神志及麻醉后清醒状况，呼吸频率、节律、深浅，氧饱和度，掌握呼吸机性能。

（2）生命体征监测：密切观察呼吸、脉搏、血压以及中心静脉压（CVP）、肺动脉压（PAWP）等血流动力学指标。

（3）各种管道护理：妥善固定管道，保持引流管通畅，防止扭曲、受压，引流袋每日更换，防止感染，注意观察并每小时记录引流液的性状、量、颜色。

（4）观察伤口渗出情况，渗出多时应报告医生并及时更换敷料，做好记录。

（5）体位：麻醉清醒后可适当抬高床头，术后24h内卧床休息，避免剧烈咳嗽，术后1周内上身抬高不应超过45°，2周后允许下床活动。卧床期间每2h翻身1次，防止压疮发生。每日2次下肢被动活动或按摩，避免静脉血栓形成。

（6）饮食与营养：术后禁食、胃肠减压，待肠蠕动恢复后逐步给予流质、半流质饮食，直至正常饮食。患者术后肝功能受到影响，易发生低血糖，禁食期间应从静脉输入葡萄糖液，并可加入适量胰岛素以及B族维生素、维生素C和保肝药物，术后2周内适量补充白蛋白和血浆，以提高机体免疫力。

（7）疼痛护理：保持舒适卧位，床单潮湿后及时更换，咳嗽时用手护住伤口处，去除外界因素引起的不适，必要时给予止痛泵或肋间神经封闭止痛，观察止痛药物的药效及不良反应。

（8）黄疸的观察：应认真、准确记录黄疸的程度及变化情况。

（9）出血倾向的观察：注意皮肤有无出血点、出血斑，各种注射后应加强注射部位的按压，防止出血，避免深部肌内注射。

（10）意识状况的观察：注意有无肝昏迷征象。

（11）并发症的防治：观察患者是否有胃、胆、胰、脾等动脉栓塞而并发上消化道出血及胆囊坏死、穿孔等并发症。

（12）拔管后护理：拔管后局部加压15min，患者卧床24h，以防腹内压增高而导致出血。

【护理问题】

1. 焦虑　与手术有关。

2. 知识缺乏　缺乏手术相关知识。

3. 有感染的危险　与腹部伤口、留置尿管有关。

4. 有体液不足的危险　与手术、禁食、持续胃肠减压、丢失大量体液有关。

5. 潜在并发症　出血、感染、肝性脑病。

【健康教育】

1. 注意防治肝炎，不吃霉变食物。有肝炎、肝硬化病史者和肝癌高发地区人群应定期做体格检查，做AFP测定、B超检查，以期早期发现，及时诊断。

2. 坚持后续治疗，树立战胜疾病的信心，根据医嘱坚持做化疗或其他治疗。

3. 注意营养，多吃富含能量、蛋白质和维生素的食物和新鲜蔬菜、水果，食物以清淡、易消化为宜。

4．保持大便通畅，防止便秘，可适当应用缓泻剂，预防血氨升高。

5．注意休息，如体力许可，可做适当活动或参加部分工作。

6．自我观察和定期复查；嘱患者及家属注意有无水肿、体重减轻、出血倾向、黄疸和疲倦等症状，必要时及时就诊，定期随访。

7．给予肝癌晚期患者精神上的支持，鼓励患者和家属共同面对疾病。

（董卫华）

第五节　急腹症

急腹症是以急性腹痛为主要表现，必须早期诊断和紧急处理的腹部疾病。外科急腹症分为感染性、出血性、梗阻性和缺血性四大类，特点为发病急、病情重、进展快、变化多，病死率较高，需要引起足够重视。

【护理措施】

1．心理护理　外科急腹症往往发病突然，腹痛较剧烈，且病情发展快，患者缺乏思想准备，担心不能得到及时治疗或预后不良，表现出急躁和焦虑情绪。对于此类患者，护士应主动热情迎诊，予以关心，向患者解释腹痛的原因，以稳定患者情绪。

2．禁食和胃肠减压　可减少胃肠液积聚，减少消化液自穿孔部位漏出，减轻腹胀，改善胃肠道血供，有利于胃蠕动的恢复，亦有利于麻醉和手术的安全。

3．维持水、电解质、酸碱平衡　迅速建立静脉通路，根据医嘱合理安排输液顺序。

4．吸氧、解热、镇痛　对于休克或有急性呼吸窘迫综合征（ARDS）倾向的患者要予以吸氧；对已明确诊断，应用止痛剂缓解疼痛，伴有高热的患者，可用药物或物理方法降温，以减少患者的不适。

5．加强病情观察并记录　密切观察患者的体温、心率、呼吸、血压及腹部体征的变化并做好相应记录。

6．体位　盆腔腹膜吸收毒素的能力相对较弱，置患者于半坐卧位可使腹腔内炎性渗液、血液或漏出物积聚并局限于盆腔，可减轻全身中毒症状，并有利于积液或脓液的引流。但危重、休克患者应取头低足高位。

7．营养支持　诊断明确并拟行非手术治疗的患者，若病情及治疗许可，可给予易消化的清淡饮食，随着病情的好转，可逐步恢复正常饮食。对于拟手术治疗或禁食、胃肠减压，估计7d以上不能恢复正常饮食的患者，尤其是一些年老、体弱、低蛋白血症和手术可能发生并发症的高危患者,应积极提供肠外营养支持。

【护理问题】

1. 焦虑　与起病急促及预后差有关。

2. 疼痛　与腹腔内病变有关。

3. 知识缺乏　缺乏与本疾病相关的知识。

4. 有体液不足的危险　与体液丢失、禁食、胃肠减压等有关。

5. 潜在并发症　腹膜腔内出血或感染、伤口裂开、吻合口瘘等。

【健康教育】

1. 养成良好的生活习惯,避免暴饮暴食,注意饮食卫生。

2. 合理安排休息及活动,保持精神愉快,促进康复。

3. 指导患者及家属学会疾病的基本保健知识,预防并发症的发生,如有不适应及时返院。

(刘春红)

第六节　急性胰腺炎

急性出血性坏死性胰腺炎为重型胰腺炎,胰腺组织水肿、充血,部分坏死。临床表现为腹痛、恶心、呕吐、腹胀、消化道出血、腹泻、发热、黄疸、休克及其他并发症。当血淀粉酶为500苏氏单位时即可诊断。

【护理措施】

1. 监测患者生命体征及血淀粉酶、血象、血电解质,观察有无全身并发症。

2. 疼痛时遵医嘱给予镇痛解痉剂并指导患者取前倾坐位。

3. 减少胰腺分泌　①禁食、禁水,因食物能促使胃及十二指肠蠕动,可刺激胰腺外分泌增加;②胃肠减压,可减少胃酸进入小肠内刺激胰腺外分泌;③应用抑制胃酸分泌的药物;④控制感染,加强口腔护理,必要时遵医嘱应用抗生素。

4. 预防中毒性休克　密切监测患者生命体征的同时,及时发现病情变化,迅速补液,补充电解质,纠正酸碱平衡,纠正低血容量性休克。

5. 并发症的护理　术后可能出现的并发症有出血、感染、胰瘘。

【护理问题】

1. 疼痛　与胰腺炎有关。

2. 潜在并发症

（1）出血：与胰液刺激、腐蚀周围血管有关。

（2）感染：与急性腹膜炎有关。

3. 有体液不足的危险　与炎性产生、出血、呕吐、禁食等有关。

4. 知识缺乏　缺乏相关疾病防治及康复的知识。

【健康教育】

1. 向患者及家属讲解合理饮食的重要性，忌油腻、暴饮暴食。

2. 向患者及家属讲解并发症的有关知识，如有高糖血症者应口服降糖药或注射胰岛素。

3. 定期随访。

（张红）

第七节　结肠癌、直肠癌

直肠癌病因尚不明确，可能与肠内息肉、炎症刺激、饮食习惯及遗传因素有关。主要临床表现为便血、排便习惯改变、腹痛、腹胀及粪便变形变细，晚期可出现贫血及消瘦等症状，如侵犯膀胱，可有排尿不畅；如发生肝转移，则有肝大、腹水及黄疸等症状。

【护理措施】

1. 术前护理

（1）心理护理：大多数直肠癌根治术患者腹部带有永久性人工肛门，患者对此顾虑重重，情绪低落。应给予患者健康指导，消除其思想顾虑，减轻其心理负担，树立信心，配合治疗。

（2）加强营养：术前应多给予高蛋白、高热量、丰富维生素、易消化的少渣饮食，必要时可少量多次输血，以纠正贫血和低蛋白血症。

（3）肠道准备：充分的肠道准备非常重要，可以增加手术的成功率和安全度。具体步骤为：①术前 3d 服用肠道准备药物——抗生素和泻药，年老、体弱者可服用石蜡油 50mL，每天 2 次，以抑制肠道细菌，预防术后感染和有效的清洁肠道。②术前 1d 禁食，遵医嘱补液，根据患者情况进行肠道准备，如无梗阻可行全消化道灌洗，如有梗阻则行清洁灌肠。注意肠道准备过程中患者的情况，防止患者虚脱。

（4）手术日晨留置胃管和尿管。

2. 术后护理

（1）密切观察病情变化：直肠癌根治术创面较大，出血较多，要注意伤口渗出及引流情况，必要时给予心电监测，及时发现出血现象。

（2）体位：病情平稳者可改半坐卧位，以利腹腔引流。

（3）饮食：禁食，胃肠减压期间由静脉补充水和电解质；2～3d 后肛门排气或结肠造口开放后即可拔除胃肠减压，进流质饮食；若无不良反应，可改为半流质饮食；术后 1 周可进少渣饮食，2 周左右可进普食。应给予高热量、高蛋白、丰富维生素、低渣的食物。

（4）腹腔引流管的护理：保持骶前引流管通畅，观察并记录引流液的颜色、性状及量。

（5）预防伤口感染：保持床单位清洁，如有污染，应及时更换，结肠造瘘口与伤口之间用塑料薄膜妥善隔开。肛门部切口可用稀释络合碘或高锰酸钾溶液（1∶5000）坐浴。

（6）结肠造瘘的护理：结肠造瘘开放后，要指导患者学会自我护理。①皮肤护理：每日 2 次用清水洗净造瘘口周围皮肤，涂抹氧化锌膏或造口粉，防止皮肤红肿、破溃，保持皮肤的完整性。②假肛袋的使用：要准备几个交替使用（有条件者可使用一次性假肛袋），要注意及时清理，避免感染和臭气；掌握正确的换袋技术。③掌握适当的活动强度，避免增加腹压，引起肠黏膜脱出。④症状观察：结肠造瘘常见的并发症有瘘口狭窄、造瘘肠端坏死、瘘口肠管回缩及瘘口水肿，要注意观察粪便量及形态、瘘口形态及变化，发现异常及时处理。

（7）导尿管护理：为防术中输尿管及膀胱损伤，防止直肠切除术后膀胱后倾所致的尿潴留，术前应留置导尿管，做好尿管护理，每日消毒尿道口，保持会阴部清洁。拔管前应先夹闭尿管，定时开放，训练膀胱张力，膀胱功能恢复后方可拔管。

【护理问题】

1. 焦虑　与担心手术后留置假肛有关。

2. 营养失调　低于机体需要量，与便血有关。

3. 疼痛　与手术伤口有关。

4. 生活自理能力缺陷（如厕、洗漱、更衣）　与术后留置引流管、使用假肛有关。

5. 自我形象紊乱　与永久性人工肛门有关。

6. 知识缺乏　缺乏人工肛门护理知识。

7. 潜在并发症　感染、吻合口瘘。

【健康教育】

1. 患者出院后进食要有规律，应选用易消化的少渣食物，避免过稀和粗纤维较多的食物，以豆制品、蛋类、鱼类为宜。水果和蔬菜易使粪便变稀及次数增多，可食用菜汤和果汁。

2. 锻炼每日定时排便，逐渐养成有规律的排便习惯。

3. 患者要自我监测，发现人工肛门狭窄或排便困难时应及时就诊。

4. 解除患者焦虑，为其讲解疾病特点及如何自行护理人工肛门。

5. 合理膳食，为其讲解化学治疗、放射线治疗的有关事项。

（刘春红）

第八节 胃 癌

胃癌是来自胃黏膜的恶性肿瘤，多见于 40~60 岁，男性多于女性。胃癌好发于胃窦部，约占 50%；其次为贲门和胃底部。治疗原则为早期进行根治术，辅以化疗。

【护理措施】

1. 术前护理

（1）心理护理：向患者耐心解释、安慰和鼓励，解释胃癌手术的必要性和可治性。用实例说明手术的效果，解除患者的顾虑，消除其悲观情绪，增强患者对治疗的信心，积极配合治疗和护理。

（2）增强营养：因患者进食后常有胃部饱胀感及疼痛，常食欲不振，进食量过少。应协助不能自理的患者进食，给予饮食指导。宜进低脂、高蛋白、新鲜易消化的食物，少食多餐。如患者进食量过少，可给予静脉输液或肠内营养。

（3）洗胃：幽门梗阻患者术前 3d 用生理盐水洗胃，以减轻胃壁水肿。

（4）用药：按时应用减少胃酸分泌、解痉及抗酸的药物，观察药物疗效。

（5）其他：术晨放置胃管，防止麻醉及手术过程中呕吐，便于术中操作，减少手术时腹腔污染。

2. 术后护理

（1）病情观察：观察患者的脉搏、呼吸、神志、肤色、尿量、切口渗液情况。

（2）体位：术后取平卧位，血压平稳后可取低半坐卧位，以减轻腹部切口张力，减轻疼痛，以利于呼吸和循环。

（3）胃管的护理：胃管要固定牢固，严防脱出。保持胃管通畅，每日用生理盐水冲洗胃管 4 次，每次不超过 10mL，冲洗胃管时动作要轻，胃管不通时及时通知医生，要注意观察胃液的颜色、性状和量并准确记录 24h 胃液的量。术后

3～4d 胃肠引流液量减少，肠蠕动恢复后即可拔除胃管。

（4）并发症的观察：①出血：术后 24h 胃液量一般不超过 600mL，呈咖啡色或暗红色，如胃管内每小时胃液量超过 150mL，颜色呈鲜红色，应考虑出血的可能，应通知医生并立即建立两条静脉通路，给予心电监测、配血。②梗阻：患者进食后腹胀、恶心、呕吐，24h 内无排气，提示患者有肠梗阻的可能，应嘱患者立即禁食并通知医生。③倾倒综合征：患者于进食时或进食后 5～30min 出现上腹饱胀、心悸、出汗、头晕、恶心、呕吐等症状，可持续 15～30min，平卧 15～30min 后症状可逐渐减轻或消失。这是由于吻合口过大，食物排空过快，高渗食物进入空肠，吸入大量细胞外液和刺激腹腔神经丛所致，应嘱患者少食多餐，饭后平卧 30min，饮食以高蛋白质、低脂肪和低糖为主，不吃过甜、过咸、过浓的饮食，多数可在 1～2 年内自行减轻或消失。

（5）饮食护理：术后待肛门排气后拔除胃管，拔管当天给予少量饮水，每次 1～2 汤匙，1～2h 一次；第 2d 给半量流食，每次 50～100mL，2h 一次；第 3d 给全量流食，每次 100～200mL；第 4d 可进半流质饮食；第 10～14d 可进软食。术后 1 个月内应少食多餐，禁食酸辣和粗纤维食物。

（6）活动：鼓励患者术后早期活动。早期活动可促进肠蠕动，预防肠粘连，促进呼吸和血液循环，减少并发症的发生。

（7）患者卧床期间做好生活护理，协助患者洗脸、洗脚，病情许可时洗头、擦澡，以满足患者的生理需求。

（8）镇痛：术后患者会有不同程度的疼痛，可适当应用止痛药物。

（9）输液：应用抗生素，禁食期间应静脉补充液体，向患者提供所需的电解质和营养素，并应用抗生素预防感染。

【护理问题】

1. 疼痛 与术后伤口有关。

2. 恐惧、焦虑 与对疾病缺乏了解，担忧癌症预后有关。

3. 生活自理能力缺陷 与术后留置引流管有关。

4. 活动无耐力 与术后长时间卧床、禁食有关。

5. 潜在并发症 出血、梗阻、倾倒综合征。

6. 知识缺乏 缺乏术后饮食知识。

【健康教育】

1. 饮食应少食多餐，富含营养素且易消化，忌食刺激性及易胀气的食物，戒烟限酒。

2. 定期复查。

3. 保持良好的心理状态，适当活动。

（姜永杰）

第九节　胰腺癌

胰腺癌为胰腺外分泌恶性肿瘤，根据肿瘤部位可分为胰头癌、胰体尾癌和壶腹周围癌。其典型临床表现为黄疸、腹痛、胃肠道症状、消瘦等。

【护理措施】

1. 术前护理

（1）改善营养状况：体弱、贫血或低蛋白血症的患者可多次少量输新鲜血液制品，进高蛋白质、高热量食物。胃肠道反应严重的患者可静脉给予高营养，补充蛋白质或留置鼻饲管（经鼻至十二指肠或空肠），给予胃肠内营养。胃肠内营养可给予营养素或回输胰液、胆汁等引流液，并根据患者情况给予适宜的浓度和温度，以利于患者对脂类的吸收。术前改善患者的营养状态，对降低术后并发症的发生有重要的作用。

（2）增强凝血功能：梗阻性黄疸患者因胰胆管阻塞影响脂类食物的消化、吸收，致维生素 K 及依赖维生素 K 的一些凝血因子缺乏，长期胆管梗阻所致的肝功能损害亦可导致其他不依赖维生素 K 的凝血因子缺乏，容易发生纤维蛋白溶解现象，使手术野广泛出血，故术前应注射维生素 K 和进行保肝治疗，以改善肝功能。

（3）控制血糖：对合并高血糖者应调节胰岛素用量。

（4）皮肤护理：黄疸患者皮肤瘙痒，指导患者不要搔抓，勤洗澡，勤更衣。

（5）心理护理：保持乐观的情绪和松弛的状态有利于手术的成功。

（6）疼痛护理：对于疼痛剧烈的胰腺癌患者及时给予有效的镇痛剂止痛，并教会患者应用各种非药物止痛的方法。

2. 术后护理

（1）体位：早期半坐卧位有利于患者的呼吸及引流。

（2）密切监测生命体征：给予吸氧及心电、血氧、血压监测，观察体温、心率、呼吸、血压变化以及神志、精神状态。监测血糖，以了解胰腺的内分泌功能。

（3）妥善固定并观察引流管，如胃管、胰肠引流管、胆肠引流管、经皮经肝胆道置管引流管和胰支架管。嘱患者翻身时保护好各种引流管，防止脱出及打折，以保证胃肠减压的有效性，避免胃酸通过体液因子刺激胰腺分泌。引流管位置要低于引流管皮肤出口处。观察引流液的颜色、性状并记录24h 的量，如有异常，应及时通知医生并给予相应处理。

（4）营养：胰腺癌患者由于术前营养状况较差，术后禁食时间较长，各种引流较多，患者体液丢失较多，因此要保证静脉通畅，及时补充营养物质，维持正常的出入量，保证水和电解质的平衡。

（5）活动：术后第1d，可鼓励患者坐起及在床上活动；术后第2d可鼓励患者床边活动，以促进胃肠功能恢复，尽快排气，预防肠粘连及肺部感染。

（6）常见并发症的观察：①出血：由于胰液消化、腐蚀手术区血管或患者凝血机制改变，可导致大出血，发现患者血性引流液较多或心率、血压有变化时，应及时给予止血处理。②胰腺炎：查血淀粉酶和胰液淀粉酶，有异常及时处理。③胰瘘：可在术后1周左右发生，表现为上腹部突然剧烈疼痛或持续性胀痛、发热、腹膜刺激征（＋），胰液从引流管里流出，引流液淀粉酶明显升高。胰瘘发生后应保持引流管通畅，保护好引流管周围皮肤，经常换药，保持干燥，防止因胰液外渗引起皮肤糜烂。遵医嘱给患者输注抑制胰液分泌的药物，以争取最佳疗效。④胆汁性腹膜炎：发热，腹膜刺激征（＋），引流液为胆汁样液体。⑤胃排空障碍：患者术后7d仍不排气，每日胃液量大于500mL，称为胃排空障碍。可经胃镜或上消化道造影明确诊断，应给予胃肠减压、营养支持，并使用促进胃肠动力的药物、理疗等处理方法。胃排空障碍的患者心理负担较重，应给予其心理支持。⑥胰腺假性囊肿：多由于炎性渗出物不能吸收而外溢，使周围被增生的纤维组织包裹而成。囊肿成熟后可行手术治疗。

3. **基础护理** 患者禁食期间做好口腔护理，保持口腔湿润；每晚给予会阴部冲洗、泡脚，使患者处于舒适体位。

【护理问题】

1. 焦虑 与手术有关。

2. 有体液不足的危险 与胰腺疾病有关。

3. 知识缺乏 缺乏手术相关知识。

4. 疼痛 与手术伤口有关。

5. 清理呼吸道无效 与全麻气管插管、留置胃管有关。

6. 生活自理能力部分缺陷（如厕、洗漱） 与术后留置引流管有关。

7. 潜在并发症 出血、感染、胰瘘、胆瘘、血糖调节失控。

【健康教育】

1. 向患者讲解疾病有关知识，告知出现疼痛的原因，介绍帮助缓解疼痛的方法。

2. 向患者介绍手术环境、程序、术中配合方法、术后常见不适与并发症的预防措施、术后护理配合方法等。

3. 向患者讲解黄疸出现的原因及其对皮肤的影响，告知其不能用力搔抓皮肤的原因，介绍皮肤自我保护的方法。

4. 告知患者凝血机制障碍的原因，嘱其注意自我防护，避免外伤等。

5. 向患者讲解情绪与健康的关系，嘱其保持情绪稳定，适当休息与锻炼。

6. 向患者介绍进一步治疗（放、化疗等）的意义、方法、疗效、常见不适与并发症的预防、所需费用等信息。

7. 鼓励患者坚持治疗，定期随访，发现异常征象及时就诊。

8. 戒烟、戒酒。

9. 定期化疗。

10. 进高蛋白质、高维生素、易消化、无刺激性的饮食，忌暴饮暴食。

（刘春红）

第十节　甲状腺功能亢进症

甲状腺功能亢进症简称甲亢，是指由多种原因引起的甲状腺激素增多造成机体的各系统兴奋性增高和代谢亢进的疾病，其特征是甲状腺肿大、突眼、指端粗厚、代谢增加和交感神经高度兴奋。

【护理措施】

1. 术前护理

（1）入院时测量身高、体重，根据医嘱测脉搏、心率。

（2）病室安静、整洁，通风凉爽，减少活动，避免体力消耗，使患者得到充足休息。

（3）给予高蛋白质、高糖、高维生素、易消化、低碘饮食，以满足患者机体的高代谢状态。忌浓茶、咖啡、烟酒以及辛辣等刺激性食物。

（4）理解患者情绪激动是由于体内激素失衡造成的，与患者谈话时态度要和蔼、耐心，注意发现和满足患者的需要，避免各种刺激，必要时给予镇静剂。

（5）指导患者练习头颈过伸位，并监测基础代谢率。

（6）药物准备：根据医嘱口服卢戈氏液，目的是降低甲状腺功能和基础代谢率，减轻甲状腺肿大及充血，避免术后甲状腺危象的发生。督促患者遵医嘱服药，观察药效及是否有不良反应，如白细胞和血小板减少、皮疹、发热、关节痛及肝功能损害等。

（4）若患者有突眼征、闭目困难，应定时滴眼药水及涂红霉素眼膏，白天可戴深色眼镜，睡眠时抬高头部以减轻双眼肿胀；可用湿纱布覆盖双眼，以防眼球干燥及角膜溃疡。

2. 术后护理

（1）体位与活动：术后给予氧气吸入，心电监护，6h后给予半坐卧位，可减少切口部位张力，有利于呼吸和切口渗出物的引流。指导患者在变换体位时保护颈部；协助患者有效咳嗽，及时排出痰液，预防肺部并发症。

（2）饮食：当天可给予患者温凉流食，以免引起颈部血管扩张。若患者出现呛咳，应暂禁饮食。术后 1～2d 给予流食，以便于患者吞咽，可防止或减少伤口疼痛；以后可逐步过渡到普食，多进高热量、高蛋白质的食物，忌刺激性食物；鼓励少量多餐。

（3）管道护理：妥善固定管道，防止脱出；定时捏挤管道，保持引流通畅，防止血块堵塞，皮瓣坏死；定时观察并记录引流液的性状和量，若发现皮下气肿，应及时报告医生。

（4）严密观察病情，若患者出现发热、大汗、心率快、呕吐、腹泻或烦躁等甲亢危象反应时，应及时告知医生并迅速做出正确处理。床旁备气管切开包，以备急用。

（5）甲亢危象时的护理：①保持病房环境安静、黑暗、凉爽，减少环境刺激。②医务人员进出时动作应轻柔，护理工作统筹安排，尽量集中进行，以保证患者休息。③给予氧气吸入，监测生命体征变化，注意观察甲状腺危象的症状，一旦出现立即报告医生并协助处理；随时观察病情变化，做好护理记录。④迅速建立静脉通路并保持通畅，以便随时给药和输入各种营养物质。⑤高热患者按高热护理常规护理，积极进行物理降温，并注意保暖。⑥躁动患者必要时应给予约束，以防碰伤和坠床。可遵医嘱由静脉给予镇静药物，甚至人工冬眠。⑦卧床期间注意患者的口腔、会阴和皮肤护理。

（6）并发症的观察及护理：①出血：观察伤口敷料情况，有无颈部迅速肿大、烦躁、呼吸困难等，及时通知医生处理，必要时剪开缝线，清除瘀血。②呼吸困难或窒息：可由于出血、喉头水肿、气管塌陷、痰液阻塞等原因而引起，注意观察患者病情变化，床前备气管切开包。③喉返神经损伤：患者出现声音嘶哑或失音。④喉上神经损伤：进食、饮水时出现误咽、呛咳。⑤手足抽搐：甲状旁腺损伤，患者出现口唇、四肢麻木。发作时，立即给予静脉注射 10% 的葡萄糖酸钙溶液。⑥甲亢危象处理见前述。

（7）基础护理：术后协助患者维持舒适体位，6h 后给予面部清洁、漱口、擦浴，协助进食、水；协助床上移动；次日晨、晚间协助患者面部清洁、梳头、刷牙和足部清洁、更衣；术后 3d 生命体征平稳后如无特殊不适，可协助患者床上洗头。

【护理问题】

1. 营养失调　低于机体需要量，与甲亢高代谢状态有关。

2. 组织完整性受损　与突眼征时角膜溃疡有关。

3. 有受伤的危险　与甲亢危象时患者躁动有关。

4. 体温过高 与高代谢状态、感染或甲亢危象等有关。

5. 潜在并发症 甲亢危象，与甲亢患者发生感染或过度劳累或精神创伤及术前准备不充分有关。

6. 知识缺乏 缺乏甲亢及相关检查知识。

【健康教育】

1. 为患者讲解术后并发症的表现和预防办法，共同防治。

2. 向患者说明术后继续服药的重要性。

3. 教会患者术后早期床上活动，尽可能自理。

4. 合理安排休息，鼓励患者保持精神愉快，促进康复。

5. 嘱患者定期门诊复查，出现心悸、手足震颤、抽搐等情况时及时来院诊治。

（董卫华）

第十一节 甲状腺癌

甲状腺癌是头颈部较常见的恶性肿瘤，女性发病率高于男性。初期无明显症状，仅在颌部出现单个、固定、表面高低不平、随吞咽上下移动的肿块；晚期肿瘤可出现压迫症状，引起声音嘶哑、呼吸困难或吞咽困难等症状，手术切除是基本的治疗方法。

【护理措施】

1. 术前护理

（1）了解患者的心理状况，向患者介绍手术的目的、注意事项及预后、康复情况，解除其思想顾虑，积极配合治疗。

（2）完善相关检查，出现气管压迫症状的患者应采取半坐卧位，安静休息，保持呼吸道通畅。

（3）体位练习：术前练习头颈过伸位，头颈过伸时，应密切观察患者的面色、脉搏、呼吸，了解患者有无头晕、恶心等症状，其目的是使患者适应手术体位需要，以防术后头痛。

（4）饮食指导：给予高蛋白质、高维生素、高热量、易消化饮食，保证患者摄入足够的热量，提高自身免疫力。

（5）患者忌吸烟、喝酒，术前晚酌情给予镇静剂，以保证充分睡眠。

2. 术后护理

（1）严密观察患者血压、脉搏、呼吸、体温的变化，观察有无声音嘶哑、呛咳、呼吸困难、手足抽搐，面部、口唇周围和手心、足底肌肉强直性抽搐和麻木等症状。

（2）体位：术后6h改半坐卧位，以利于呼吸和切口引流。24h内减少颈部活动，以减少出血。更换体位时，用手扶持头部，以减轻疼痛。

（3）管道护理：妥善固定管道，防止脱出；定时捏挤管道，防止血块堵塞，保持引流通畅；定时观察并记录引流液的性状和量，发现皮下积气、积液时应及时报告医生。

（4）饮食：术后可给予患者温凉流食，以免引起颈部血管扩张。若患者出现呛咳，应暂禁饮食1~2d后给予软食，以便于患者吞咽，可防止或减少伤口疼痛；以后逐步过渡到普食，多进高热量、高蛋白质食物，忌刺激性食物；鼓励少量多餐。

（5）并发症的观察及护理：①出血：观察伤口敷料情况，有无颈部迅速肿大、烦躁、呼吸困难等，及时通知医生处理，必要时剪开缝线，清除瘀血。②呼吸困难或窒息：可由于出血、喉头水肿、气管塌陷、痰液阻塞等原因所引起。注意观察患者病情变化，床前备气管切开包。③喉返神经损伤：患者出现声音嘶哑或失音。④喉上神经损伤：进食、饮水时出现误咽、呛咳。⑤手足抽搐：甲状旁腺损伤，患者可出现口唇、四肢麻木，发作时，立即给予静脉注射10%的葡萄糖酸钙溶液。⑥甲亢危象：主要表现为高热、脉快、烦躁、谵妄、大汗，常伴呕吐及腹泻，甚至出现昏迷或死亡，故应严密观察患者生命体征及神志情况，发现问题应及时处理。

【护理问题】

1. 焦虑　与颈部肿块性质不明、环境改变、担心手术及预后有关。

2. 疼痛　由手术切口引起。

3. 清理呼吸道无效　与咽喉部及气管受刺激、分泌物增多及切口疼痛有关。

4. 潜在并发症　出血、呼吸困难和窒息、喉返或喉上神经损伤、手足抽搐等。

【健康教育】

患者拆线后应适度进行颈部活动练习，以防瘢痕收缩。定期复查甲状腺功能，按需服用甲状腺制剂。注意休息，如有不适，及时就诊。

（刘春红）

第十二节　乳腺癌

乳腺癌是女性常见的恶性肿瘤。近年来我国乳腺癌的发病率呈上升趋势，已成为我国女性发病率最高的恶性肿瘤。乳腺癌的病因尚未完全明了，但乳腺是体内多种内分泌激素的靶器官，如雌激素、孕激素及催乳素等，因而其发病与体内激素水平有密切的关系。此外乳腺癌已被认为是与生活方式有关的肿瘤，如与婚姻、生育、哺乳、脂肪摄入、家族遗传史等均有一定的关系。

【护理措施】

1. 术前护理

（1）心理护理：乳腺癌患者及其家属均有不同程度的顾虑，担心手术治疗的效果及预后。要在术前使患者接受手术可能造成的形体改变，介绍有关整形、弥补缺陷的方法。患者本人会担心手术后在美观与外表方面影响生活质量，因此护士应多关心、体贴患者，耐心倾听患者诉说，了解患者心理、家庭、夫妻、感情变化，从语言、态度、行为上关心和疏导患者。对心理素质好，了解自己病情的患者，应向其介绍乳腺癌相关知识，如治愈率、手术成功率及正常的生活方面信息，这对治疗乳腺癌起着十分重要的作用。

（2）有乳头溢液或局部穿刺者，应及时换药，保持局部清洁。

（3）术前准备

①皮肤准备：目的是彻底清洁皮肤，避免手术后伤口感染而影响愈合。协助患者剪指（趾）甲，手术前1d剃去患者腋下及乳腺处的毛发，清洁皮肤。指导患者全身沐浴、洗头。备皮前应先检查手术区皮肤是否完整，有无皮疹、破溃、感染等。备皮动作要轻，避免刮伤皮肤，同时要注意勿使患者受凉。

②药物过敏试验：手术前1~3d根据术中及术后可能使用的药物做好药物过敏试验记录。过敏试验阳性者应在病历上做醒目标记，并通知主管医生。

③胃肠道准备：术前12h禁食，4~6h禁水，以防麻醉或手术过程中呕吐物误吸入气管引起窒息或吸入性肺炎。

④饮食：术前1d晚餐嘱患者进清淡饮食，手术前晚12h禁食，4~6h禁水。

⑤病情观察：每日4次测体温、脉搏、呼吸，注意观察病情变化，如有发热、上呼吸道感染症状、手术区域皮肤化脓感染、女性患者月经来潮等应及时与主管医生联系。

⑥保证休息：要保持病室安静，各项治疗操作动作轻柔，为患者创造良好的休息睡眠环境，必要时可遵医嘱应用镇静药。

2. 术后护理

（1）体位护理：患者术后6h后生命体征平稳可取半坐卧位，以利于呼吸和引流。

（2）饮食护理：应根据患者消化功能恢复情况而定，手术后6h可以饮少量流质，1~2h进流食，以后逐渐恢复为普通饮食。原则上增加高热量、高蛋白质饮食，以维生素类为主，以促进手术创伤组织的愈合。

（3）切口护理：伤口加压包扎，观察切口敷料有无渗湿，绷带松紧程度，加压包扎后患肢远端血运情况。

（4）引流管护理：指导患者床上活动时如何妥善固定引流管，观察引流是否通畅，做好负压引流管的护理，根据患者需要调节负压，妥善固定。引流管长度以患者床上有翻身的余地为宜，观察引流液的颜色、性状和量。

（5）患肢护理：术后拔管前患肢制动，患肢肩部垫软枕，指导患者进行相应的功能锻炼。观察肢端血运、温度及有无肿胀，不要在患侧测量血压、静脉输液，以免影响淋巴和血液回流。

（6）基础护理：术后4d，生命体征正常，患者可耐受的情况下可进行床上洗头，保持清洁卫生。

（7）在患者患侧系红丝带，提醒患者禁止在此侧测量血压、静脉注射以及皮下注射、提重物等。

（8）术后功能锻炼：手术当日，为促进患肢血液循环，在手术侧垫软枕，并将患肢屈肘放在胸前，可做握拳、松拳活动，根据个人情况可以多做并注意用力。引流管拔除后，待医生通知可以活动后，可以用患侧手摸对侧肩、同侧耳郭，将患肢伸直、抬高，逐渐与地面平行。

上肩运动：手指搭肩部，前后摆动。

摆臂运动：前至上腹部，后至腰部。

练习肩关节：双手放于颈后，由低度头位练至抬头挺胸。

练习手指爬墙、用患肢梳理头发、划圈运动。

转绳运动：用约2m的长绳子，一头绑在门锁上，人与门的距离大约为1.3m，患侧手臂伸直抓住绳子末端。正常的手侧着叉腰，患侧手划圆形转动绳子，从小圆开始越转越大，可以看情况加快速度。

爬墙运动：面对着墙，手肘屈起，将两掌贴在墙面上，与肩同宽同高，一指一指往墙上爬。指导两手臂完全伸直，手肘也要伸直，重复几次。

钟摆运动：两腿分开，与肩同宽，腰向前弯下，两臂自然下垂，左右摆动。两臂平行伸直下垂，当右臂前摆时左臂向后摆，两方向交替运动。

肩膀运动：将手臂弯起来跟肩部一样高，用左臂尽可能转圈，然后右臂转圈，两臂来回运动，可以各做5次。

举杆运动：用1m长的细杆子，双手垂直握住杆子，双脚分开，与肩同宽，将杆子往上举到头顶，接着弯曲双肘，将杆子放到脑后，恢复原位后再继续同样动作。

绕肩运动：患肩的手臂垂下来，由下往上绕到前面，绕向上面，再绕到背后，可以缓慢地绕，最后回到原来的地方。

扩胸运动：双手在胸前交叉握紧，头部保持直立，不要低头，慢慢提高到前额，往上到头顶，这时双手肘部不要打开，如果在可以接受的疼痛范围内，可以再将双手沿脑后慢慢放到颈部，此时可以渐渐张开双手，维持 1min。

【护理问题】

1. 知识缺乏　缺乏了解与本疾病有关的知识。

2. 恐惧和焦虑　与手术有关。

3. 疼痛　与手术伤口有关。

4. 有误吸的危险　与全身麻醉有关。

5. 体温过高　与手术有关。

6. 有感染的危险　与留置引流管有关。

7. 自我形象紊乱　与失去一侧乳房有关。

【健康教育】

1. 活动　术后近期避免用患侧上肢搬动、提取重物，继续行功能锻炼。

2. 避孕　术后 5 年内避免妊娠，以免促使乳腺癌复发。

3. 乳腺自查

（1）视查：站在镜前以各种姿势（两臂放松垂直放于身体两侧、向前弯腰或双手上举置于头后）观察双侧乳房的大小和外形是否对称，有无局限性隆起、凹陷或皮肤橘皮样改变，有无乳头回缩或抬高。

（2）触查：取仰卧位，肩下垫软薄枕，被查侧的手臂枕于头下，使乳房完全平铺于胸壁。对称手指并拢平放于乳房，从乳房外上象限开始检查，依次为外上、外下、内下、内上象限，然后检查乳头、乳晕，最后检查腋窝，注意有无肿块，乳头有无溢液。

（安玮）

第四章　胸外科疾病患者的护理

第一节　肋骨骨折

肋骨骨折在胸部损伤中最为常见，可分为单根和多根多段骨折，同一根肋骨可有一处或多处骨折。肋骨骨折以第 4~7 肋骨多见。临床表现为疼痛、咯血、气促、呼吸困难、发绀、休克、骨摩擦感、皮下气肿、反常呼吸等。

【护理措施】

1. 减轻疼痛　固定胸部，用胸带或胶布固定，如出现反常呼吸，可用厚棉垫加压包扎，必要时可口服吲哚美辛、布洛芬、地西泮、可待因、吗啡等镇痛药物。

2. 保持呼吸道通畅　协助患者有效咳嗽，掌握咳嗽的方法，必要时给予经纤维支气管镜吸痰，防止肺不张。对咳嗽无力、不能有效排痰或呼吸功能不全者，可配合医生行气管插管或气管切开呼吸机辅助呼吸。

3. 胸膜穿破者行胸腔闭式引流术；多发肋骨骨折者可行肋骨内固定术，做好术后护理。

4. 密切观察病情，注意观察患者是否有气促、发绀、呼吸困难等症状，注意呼吸频率、节律、幅度及缺氧症状，积极配合医生给予对症处理。

5. 根据对患者生活自理能力的评估结果提供必要的协助，如协助患者有效咳嗽，协助患者直起直坐，适量下床活动。

6. 预防感染　遵医嘱合理应用抗生素。

【护理问题】

1. 疼痛　与组织损伤有关。

2. 气体交换受损　与疼痛、胸廓运动受限有关。

3. 潜在并发症　肺部或胸腔感染。

【健康教育】

1. 绝对卧床休息，直起直坐，患者取半坐卧位，禁忌向患侧翻身，以免加重病情。

2. 骨折早期患者饮食宜清淡、高营养、易消化、富含蛋白质及高钙，如牛奶、骨头汤等；骨折中后期宜选补益气血食物，避免辛辣、刺激性的食物。

3. 生活起居　居室空气清新，注意天气变化。

4. 对吸烟的患者强调戒烟的重要性。

5. 患者半个月、1 个月、3 个月门诊复查，出院后进行有效的功能锻炼，疼痛时可继续用胸带固定胸部。

（刘春红）

第二节 气 胸

胸膜腔内积气称为气胸，分为闭合性、开放性、张力性气胸 3 类。临床表现为胸闷、呼吸困难、发绀、气管及心脏向健侧移位、伤侧呼吸音弱等，张力性气胸者常有休克、重度呼吸困难、反常呼吸、发绀、颈部皮下及纵隔气肿明显等表现。

【护理措施】

1. 术前护理

(1) 严密观察生命体征及呼吸形态，有无反常呼吸、气管移位及皮下气肿。

(2) 观察生命体征，注意有无合并其他脏器损伤，如有合并其他重要脏器损伤应立即抢救。

(3) 保持呼吸道通畅，立即给予氧气吸入 3 ~ 5L/min。

(4) 嘱患者禁食、禁水，做好胸外科术前常规准备。

2. 术后护理

(1) 严密观察生命体征、呼吸形态，有无皮下气肿、气管移位，胸腔是否漏气。

(2) 体位：清醒后取半坐卧位，鼓励患者咳嗽，促使肺复张。

(3) 观察出血倾向：保持胸腔引流管通畅，并观察引流液的颜色及量。

(4) 预防肺不张：进行呼吸治疗，术后第 1d 晨开始给予雾化吸入，拍背咳痰，指导患者练习深呼吸、吹气球。

(5) 饮食：患者清醒后 6h 进流食，次日进普食，应食用易消化、高蛋白质、高营养、富含维生素和纤维素的食物。

(6) 给予适量镇痛剂，保证患者充分休息。

(7) 根据患者生活自理能力和病情提供生活护理和基础护理，如协助患者进食水、拍背咳痰、协助患者下床活动等。

【护理问题】

1. 低效性呼吸形态 与肺萎陷有关。

2. 体液不足 与损伤、胸腔引流有关。

3. 疼痛　与手术切口、胸管刺激有关。

4. 心搏出量减少　与张力性气胸、体液丢失有关。

【健康教育】

出院后勿做剧烈运动，继续锻炼肺功能，不适随诊。

（董卫华）

第三节　血　胸

胸部损伤引起胸膜腔积血称为血胸，可与气胸同时存在。根据出血量可分为少量血胸（成人 0.5L 以下）、中量血胸（0.5～1L）和大量血胸（1L 以上）。

【护理措施】

1. 严密观察病情，注意患者的生命体征，判断有无休克。

2. 建立静脉输液通路，补充血容量，维持水、电解质及酸碱平衡。

3. 积血量较多者早期配合医生行胸腔闭式引流术，以促进肺膨胀，改善呼吸功能。做好胸腔闭式引流的护理。

4. 判断有无活动性出血，是否为进行性血胸。征象为：①脉搏逐渐增快，血压持续下降；②血压虽然有短暂回升，又迅速下降；③血红蛋白、红细胞计数、红细胞压积持续降低；④胸腔闭式引流血量 ≥200mL/h，并持续 3h 以上；⑤胸膜腔穿刺抽血很快凝固，且胸部 X 射线示胸膜腔阴影继续增大。如有上述征象，须迅速做好剖胸止血术的准备。

5. 保持呼吸道通畅，及时清除口腔、呼吸道内的血液、痰液，协助患者有效咳痰，维持呼吸功能。

6. 根据对患者生活自理能力的评估结果提供必要的协助，如协助患者有效咳嗽、翻身、拍背，以减少肺不张等肺部并发症的发生。

7. 预防感染　保持胸管引流通畅，及时引流积血，预防胸腔内感染，同时遵医嘱合理应用抗生素。

【护理问题】

1. 心输出量减少　与大出血有关。

2. 潜在并发症　肺部或胸腔感染。

【健康教育】

1. 向患者说明深呼吸、有效咳嗽的意义，鼓励患者在胸痛的情况下积极配合治疗。

2. 胸部损伤患者常需要做胸膜腔穿刺、胸腔闭式引流，操作前应向患者及家属说明治疗的目的、意义，以取得配合。

3. 心肺损伤严重者应定期来院复诊。

（刘春红）

第四节 胸部外伤

胸部损伤的依据是穿破壁层胸膜，造成胸膜腔与外界相通，分为闭合性损伤和开放性损伤两大类。胸部损伤的同时合并腹部脏器损伤，称为胸腹联合伤。胸部损伤轻者，仅有软组织的挫伤、单纯性肋骨骨折；重者可出现气胸、血胸甚至心脏、大血管、气管、食管、胸导管等重要器官的损伤及呼吸、循环功能衰竭。如胸部损伤是全身性复合伤的一部分，且病情严重者，常伴有休克。

【护理措施】

1. 了解受伤经过，观察全身情况及局部有无皮下气肿及反常呼吸，做好急救准备。

2. 按病情测体温、脉搏、呼吸、血压，建立静脉通道并保持通畅；调整滴速，注意每小时尿量；补充血容量，维持心输出量。

3. 氧气吸入，流量 3~4L/min，待病情稳定后取半坐卧位。

4. 给予高蛋白、易消化的饮食（排除合并消化道损伤时）。

5. 减轻患者疼痛，必要时给予止痛剂。

6. 胸骨或肋骨牵引者应维持有效牵引，做好相应护理。

7. 保持呼吸道通畅，注意呼吸的频率、幅度，鼓励和帮助患者做好有效的咳嗽、排痰，必要时应给予雾化吸入，并准备好吸引器、气管切开包等。

8. 大出血、气胸的患者给予胸腔闭式引流，并注意引流量及逸气情况。

9. 必须开胸手术者执行胸外科手术前护理常规。

10. 评估患者的生活自理能力及病情，给予必要的生活护理和基础护理，如皮肤护理、安全管理、饮食护理、口腔护理、压疮的预防等。

11. 做好心理护理，加强与患者的沟通，说明各种诊疗、护理操作及手术的必要性和安全性，解释各种不适及各种症状的原因，关心、体贴患者，帮助患者树立信心，配合治疗。

【护理问题】

1. 低效性呼吸形态　与疼痛、胸廓活动受限、两侧胸腔压力不平衡有关。

2. 气体交换受损　与肺不张、肺水肿、呼吸衰竭有关。

3. 清理呼吸道无效　与呼吸道分泌物潴留及不能维持自主呼吸有关。

4. 心输出量减少及组织灌注量改变　与大出血、心脏压塞、心律失常、心功能衰竭有关。

5. 躯体移动障碍　与疼痛、骨折有关。

6. 皮肤完整性受损　与开放性伤口有关。

7. 疼痛　与创伤有关。

8. 恐惧　与突然强烈的外伤打击有关。

9. 潜在并发症　与肺萎陷、呼吸衰竭、感染、休克和外伤有关。

【健康教育】

预防感冒；半个月复诊；如胸闷、气促，应立即复诊。

（姜永杰）

第五节　肺　癌

肺癌发源于支气管黏膜及其腺体的上皮细胞，也称支气管肺癌。临床表现为干咳、痰中带血、胸痛，晚期可导致大咯血，侵犯部位不同时症状也不同。

【护理措施】

1. 术前护理

（1）术前协助患者体位排痰，可给予抗菌、祛痰治疗。

（2）吸烟患者戒烟，注意口腔卫生，早晚刷牙或给予口腔护理。

（3）鼓励患者适当活动，训练肺功能。

（4）加强生活护理，协助患者进食、拍背咳痰、咳痰后漱口或刷牙保持口腔清洁等。

2. 术后护理

（1）体位：同肺叶切除术后患者。

（2）做好胸管护理。

（3）输液：术后1～2d控制输液速度在40滴/min以内，以防肺水肿。

（4）饮食：术后次日晨可进少量流食，根据患者情况逐渐过渡为普食。进食高蛋白、高热量、高维生素、易消化的饮食。

（5）切口疼痛处理：在呼吸及血压平稳时，每隔4h给予哌替啶加异丙嗪（肌内注射），还可给予吗啡缓释片口服或置肛。若有患者自控镇痛止痛泵或硬膜外镇痛泵，应及时正确指导患者或由护士有效使用。

（6）术后锻炼：清醒后在护士指导下进行臀部、躯干、四肢的轻度活动；术后次日进行肩臂活动，防止肌肉粘连；鼓励患者用术侧手臂取物，并早期下地活动。

（7）保持大便通畅：嘱患者不可用力排便，以防意外发生。指导患者可进食粗纤维食物，必要时可给予开塞露塞入肛门或给予导泻。

（8）根据患者的病情和生活自理能力提供必要的协助，如协助患者进食，协助患者进行功能锻炼，协助患者下床活动及大小便等。

【护理问题】

1. 有受伤的危险　与肿瘤急性发作有关。

2. 疼痛　与伤口有关。

3. 清理呼吸道无效　与术后不敢咳痰有关。

4. 知识缺乏　缺乏疾病病因、诊断、治疗的知识。

【健康教育】

注意休息，避免感冒，定期（半个月）复查，不适随诊；加强营养；适度活动锻炼。

（刘春红）

第六节　食管癌、贲门癌

食管癌多发于食管黏膜，多数为鳞状上皮细胞癌。临床表现为进行性吞咽困难；如有反流误吸入气管，则并发肺炎；梗阻严重者呼气时有恶臭味、食欲缺乏、消瘦。贲门癌是发生在胃贲门部，也就是食管胃交界线下约 2cm 范围内的腺癌，临床表现为食物通过时有异样感、剧痛、有点哽塞感、轻微的心窝痛。

【护理措施】

1. 术前护理

（1）改善营养状况，安排患者进食高蛋白质，高热量，少纤维流食、半流食，不能进食者行胃肠外营养支持或空肠造瘘灌注营养素。

（2）口臭患者应给予口腔护理，呕吐后立即漱口。

（3）向患者讲述鼻胃管的作用、饮食管理及其他开胸手术注意事项。

（4）加强生活护理，协助患者进食，协助患者进行肺功能的锻炼等。

2. 术后护理

（1）胃肠减压、鼻胃管的护理：术后 6～12h 从胃管可引出少量血性液体，术后第 1 个 24h 引流量为 100～200mL，第 2 个 24h 约 300mL，如引流出大量血性液，应降低吸引力并报告医生；引流不畅时，用无菌生理盐水 5mL 冲洗胃管，仍不畅者报告医生处理。胃肠减压应持续 3～4d，肛门排气后拔除胃管。

（2）饮食护理：胃肠蠕动未恢复前禁水、禁食，静脉输液（体重50kg）2500~3000mL/d，24h持续补液。胃肠蠕动恢复后，给予十二指肠营养管流食，100~200mL/次，5~6次/d，每2~3h灌注1次。营养管注食后无不适，肛门也排气时可拔除胃管。胃管拔除后可饮少量水，如2h后无吻合口瘘症状，在术后6~10d进流食，每次50~100mL，每2~3h1次，每日6次，术后15d进半流食。避免进食生、冷、粗、硬的食物，宜少食多餐，餐后勿平卧。

（3）观察吻合口瘘症状，如出现发热、呼吸困难、胸痛、胸腔积液及全身中毒等症状，应立即禁食，引流、抗菌及给予静脉营养支持或十二指肠营养管肠内营养支持。

（4）做好纵隔引流管的护理：保持引流通畅，防止受压、扭曲、滑脱，观察引流液的颜色、性状、量并做好记录，出现异常及时通知医生处理。

（5）加强生活护理和基础护理：术后根据患者的病情和生活自理能力提供皮肤护理，保持皮肤清洁、干燥，加强口腔护理，保持口腔清洁，预防口腔溃疡。协助患者有效咳痰和早期下床活动，为患者进行肠内营养等。

【护理问题】

1. 疼痛　与手术伤口有关。

2. 清理呼吸道无效　与伤口疼痛而不敢咳痰有关。

3. 有体液不足的危险　与禁食、胃肠外营养有关。

4. 潜在并发症　吻合口瘘。

5. 营养失调　低于机体需要量，与癌性病变及禁食有关。

6. 有感染的危险　与手术及留置胸管、纵隔引流管有关。

【健康教育】

食管胃吻合术后患者如有胸闷或进食后呼吸困难，应禁食水或少食多餐，1~2个月后症状可缓解；贲门癌切除术后患者如有反酸，在饭后2h内不宜卧床，睡眠时将枕头垫高；有些患者进食后呕吐，重者应禁食，给予胃肠外营养，待吻合口水肿消退后再进食。

（董卫华）

第七节　纵隔肿瘤

纵隔肿瘤按来源分为神经纤维瘤、畸胎瘤和胸腺瘤。良性肿瘤早期无明显症状，恶性肿瘤可表现为消瘦、贫血、胸闷、疼痛、恶病质等症状。胸腺瘤常并发重症肌无力。

【护理措施】

1. 术前护理

(1) 术前进行卫生宣教，注意口腔卫生，戒烟。指导患者深呼吸，掌握有效咳痰方法。

(2) 练习在床上解小便，避免术后排尿困难。

(3) 对并发重症肌无力者要进行安全教育，防止发生跌倒等意外；同时加强生活护理，协助患者进食水，协助患者活动等。

2. 术后护理

(1) 保持呼吸道通畅，及时清除呼吸道分泌物，充分给氧，预防肺部感染。重症肌无力患者行胸腺切除术后应给予呼吸机辅助呼吸或备气管切开包及呼吸机，术后唾液分泌多时应及时清理，并保持口腔清洁。

(2) 观察胸腔内出血情况。

(3) 监测生命体征，观察是否有感染及切口愈合情况。

(4) 重症肌无力患者行胸腺切除术后禁用乙酰胆碱类药物，以免诱发肌无力危象。加强生活护理，协助患者进食水、排便、拍背咳痰，做好皮肤护理，保持口腔清洁。

【护理问题】

1. 疼痛　与手术伤口有关。

2. 清理呼吸道无效　与使用呼吸机有关。

3. 有感染的危险　与手术伤口及呼吸道分泌物不易清除有关。

4. 气体交换受损　与呼吸肌疲乏无力有关。

【健康教育】

注意休息，避免感冒，定期（半个月）复查，不适随诊；加强营养；适度活动锻炼。

（王子凤）

第八节　脓　胸

脓胸是指脓性渗出液积聚与胸膜腔内的化脓性感染，其临床表现为高热、脉速、胸痛、食欲缺乏、呼吸急促、全身乏力，严重者可出现发绀和休克。

【护理措施】

1. 给予半坐卧位，以利于呼吸和引流。有支气管胸膜瘘者取患侧卧位，以免脓液流向健侧或发生窒息。

2. 保持呼吸道通畅，协助痰液较多者排痰或体位引流，遵医嘱合理应用抗生素。酌情给予氧气吸入，积极配合医生进行治疗。

3. 保持胸腔引流通畅，保持有效引流。

4. 加强呼吸功能的训练，鼓励患者有效咳嗽、排痰、吹气球，促使肺充分复张。

5. 为减轻疼痛，指导患者做腹式深呼吸，减少胸廓运动，必要时给予止痛药物。

6. 高热者采取各种物理降温和药物降温的措施，鼓励患者多饮水。

7. 加强营养，鼓励患者进食高蛋白、高热量和富含维生素的食物，必要时可给予少量多次输血或肠内外营养，以纠正贫血、低蛋白血症和营养不良。

8. 加强生活护理，做好皮肤护理，保持其清洁、干燥，协助患者定时翻身和肢体活动，防止压疮的发生。

【护理问题】

1. 气体交换受损 与脓液压迫肺组织有关。

2. 疼痛 与炎症刺激有关。

3. 体温过高 与感染有关。

4. 营养失调 低于机体需要量，与营养素摄入不足、代谢增高、消耗增加有关。

【健康教育】

1. 稳定患者情绪，鼓励其树立信心，保持乐观态度，让患者了解及时有效地治疗急性脓胸是预防慢性脓胸的根本。

2. 说明饮食与疾病的关系，指导患者进食高营养、易消化的饮食，以增进机体免疫力，促进康复。

3. 行胸廓成形术后的患者，由于手术时会切断某些肌群，特别是肋间肌功能受损，故容易引起脊柱侧弯及术侧肩关节的运动障碍。要求患者采取正直姿势，坚持练习头部前、后、左、右回转运动；练习上半身的前屈运动及左右弯曲运动，术后第1d开始上肢运动，如上肢屈伸、抬高上举、旋转等，使之恢复到健康时的活动水平。

4. 教会患者掌握出院后进行自我保健的知识与方法，如饮食、休息、活动、预防感冒、遵医嘱用药、功能锻炼及定期复查等。

（董卫华）

第九节　肺气肿

肺气肿是指终末小支气管远端的气腔扩张伴有其壁层的破坏。阻塞性肺气肿是在慢性支气管炎的基础上引起的呼吸细支气管、肺泡管、肺泡囊和肺泡的持久性扩大，过度充气，并伴有破坏性改变，因而导致肺弹性回缩力减退和容积增大。严重时可影响肺通气功能和弥散功能，通气/血流比例失调，氧合能力降低；晚期肺动脉高压，心功能衰竭；重度的有严重的呼吸困难，生活质量明显下降，寿命缩短。目前治疗肺气肿最有效的外科手术为肺减容手术，能较大程度上增加潮气量，改善肺通气血流比，促进氧合，达到缓解患者呼吸困难、改善生活质量、延长生命的目的。

【护理措施】

1. 术前护理

（1）卧床休息，呼吸困难时取半坐卧位或坐位。

（2）病室每日通风两次，每次 30min，保持室内空气新鲜，温度、湿度适宜。

（3）做好心理护理，消除患者烦躁、焦虑、恐惧的情绪；持续低流量吸氧。

（4）饮食以高热量、高蛋白、易消化的流食、半流食为宜。

（5）加强口腔护理，去垢除臭，使口腔湿润、舒适。

（6）观察病情变化，如神志、呼吸深度、呼吸频率、口唇和甲床的颜色；监测动脉血气分析变化。

（7）指导患者正确留取痰标本，同时观察痰的颜色、性状、气味等，根据痰培养和药敏试验选择敏感抗生素以控制呼吸道感染。

（8）戒烟，鼓励患者多饮温开水，湿化气道。

（9）全身运动训练：①指导患者进行呼吸训练，包括缩唇呼吸、腹式呼吸；②排痰训练，给予雾化吸入，必要时进行体位排痰。

（10）积极配合医生完善术前检查，如胸部 CT、肺功能、呼吸困难程度及生活质量等。

（11）加强生活护理和基础护理，协助患者排痰、活动、进食、排便等，做好皮肤护理和安全管理。

2. 术后护理

（1）保持胸腔闭式引流的通畅，密切观察胸腔内漏气的情况。

（2）给予雾化吸入，拍背咳痰，促使肺复张。

（3）饮食护理；术后 6h 可进流食，术后第 1d 进普食，注意加强营养。

（4）早期下床活动，促进肺复张，防止下肢静脉栓塞。

（5）评估患者的生活自理能力和病情，提供必要的生活协助，如协助患者咳嗽、咳痰、下床活动等。

（6）严密观察病情，注意患者的神志、面色，呼吸的频率、节律、幅度，血氧饱和度的变化，防止呼吸衰竭的发生。

【护理问题】

1. 气体交换受损　与疾病致肺通/换气障碍有关。

2. 清理呼吸道无效　与痰液黏稠而不易咳出有关。

3. 生活自理能力缺陷　与长期卧床有关。

4. 睡眠形态紊乱　与心悸、憋气有关。

5. 营养失调　低于机体需要量，与慢性疾病消耗有关。

6. 焦虑、恐惧　与担心疾病预后有关。

7. 活动无耐力　与疾病致体力下降有关。

8. 知识缺乏　缺乏肺气肿预防保健知识。

9. 潜在并发症　肺部感染、胸腔感染、呼吸衰竭。

【健康教育】

预防感冒，避免受凉。注意劳逸结合，避免劳累。定期复查，于术后4周复查肺功能、X线胸片、6min行走试验，术后3个月、6个月、1年、2年复查肺功能、X线胸片、6min行走试验、呼吸困难分级、生活质量评估。

（刘春红）

第十节　胸腔积液

胸膜腔是位于肺与胸壁之间潜在的一个腔隙。胸腔积液（简称胸液）是指由于全身或局部病变破坏了滤过与吸收的动态平衡，使胸膜腔内液体形成过快或吸收过缓。主要临床表现为呼吸困难、胸痛、咳嗽。胸腔积液以渗出性胸膜炎最常见，中青年结核性常见。中老年胸腔积液（尤其是血性胸液）多考虑为恶性肿瘤，胸导管受阻可形成乳糜胸。

【护理措施】

1. 体位与活动　一般取半坐卧位或患侧卧位，以减少胸水对健侧肺的压迫。

2. 改善营养　以高蛋白、高维生素、高热量饮食为主，增强机体免疫力。

3. 心理护理　保持良好的心态，正确对待疾病。

4. 呼吸道管理

（1）戒烟，指导患者做深呼吸及有效咳嗽，积极排痰。

（2）呼吸困难者给予氧气吸入，监测血氧饱和度及呼吸形态、频率。

5. 根据医嘱应用抗生素。

6. 缓解疼痛 减少胸廓活动幅度，必要时给予止痛剂，并于30min后观察止痛效果。

7. 常规检查

（1）协助做好胸穿、纤维支气管镜、胸部活检术、胸水的常规检查。

（2）大量胸腔积液首次抽液不超过600mL，每周抽液2~3次，每次抽液量不应超过1000mL。

（3）穿刺过程中密切观察患者的脉搏、面色变化，以判定患者对穿刺的耐受性。

（4）出现头晕、心悸、冷汗、面色苍白、脉细、四肢发凉时，提示患者可能出现胸膜反应，应立即停止抽吸，使患者平卧，密切观察血压，必要时使用地塞米松。

（5）胸腔内注射化疗药物后观察患者情况，多翻身，以促进化疗药物的吸收。

8. 做好胸管护理。

9. 发热护理

（1）卧床休息，多饮水，给予高热量、富维生素的饮食。

（2）保持口腔清洁及床单位、衣裤的干燥、整洁。

（3）必要时物理或药物降温，按医嘱应用抗生素和补充液体。

10. 积极治疗原发疾病。

11. 如需要手术，应积极完善术前准备。术前禁食水8h，做好药物过敏试验，准备带入手术室的药物等，戴腕带，与手术室人员做好交接，术后护理同胸部外科手术一般术后护理。

【护理问题】

1. 气体交换受损 与积液压迫肺组织有关。

2. 疼痛 与炎症刺激有关。

3. 体温过高 与感染有关。

4. 营养失调 低于机体需要量，与营养摄入不足、代谢增高、消耗增加有关。

【健康教育】

注意休息，避免感冒，定期（半个月）复查，不适随诊；加强营养；适度活动锻炼。

（张红）

第十一节　贲门失弛缓症

贲门失弛缓症是一种食管动力学功能障碍性疾病，临床表现为吞咽困难、呕吐、胸骨后疼痛。本病起病缓慢，呈间歇性发作症状。

【护理措施】

1. 术前护理

（1）术前给予流质饮食，并给予生理盐水 500mL ＋ 庆大霉素 24 万 U 混合后 30mL 餐后口服；甲硝唑注射液 30mL 餐后口服，可起到冲洗食管的作用。

（2）手术日置胃管，以高渗盐水冲洗食管，保留胃管；如食管内残留物多，可将禁食及食管冲洗时间延长 1d。

2. 术后护理

（1）做好全麻术后护理。

（2）胃肠减压的护理：术后 6 ~ 12h 从胃管可引出少量血性液体，术后第 1 个 24h 引流量为 100 ~ 200mL，第 2 个 24h 约 300mL，如引流出大量血性液，应降低吸引力并报告医生；引流不畅时，用无菌生理盐水 5mL 冲洗胃管，仍不畅者报告医生处理。胃肠减压应持续 3 ~ 4d，待肛门排气后可拔除胃管。

（3）胸腔闭式引流的护理：保持引流通畅，观察引流液的量、颜色、性状并记录。

（4）术后 1d 可下床活动，促进肠蠕动。

（5）如术中无黏膜破损，术后 2d 可饮水（经胸者可在饮水前口服亚甲蓝证实无消化道瘘），术后 3d 可进流食；如术中黏膜破损，则在术后 5d 行上消化道泛影葡胺造影确认无消化道瘘后开始进流食。

（6）加强生活护理：协助患者早期下床活动，拍背咳痰，禁食期间做好口腔护理，保持皮肤的清洁、干燥，协助患者禁食、水。

【护理问题】

1. 营养失调　低于机体需要量，与禁食有关。

2. 疼痛　与手术有关。

3. 潜在并发症　食管黏膜穿孔，有感染的危险。

【健康教育】

1. 养成良好的生活习惯，避免暴饮暴食，注意饮食卫生。

2. 合理安排休息及活动，保持精神愉快，促进康复。

3. 指导患者及家属学会疾病的基本保健知识，预防并发症的发生，如有不适应及时返院。

（刘春红）

第五章　血管外科疾病患者的护理

第一节　多发性大动脉炎

多发性大动脉炎病因未明，是发生在主动脉和（或）其主要分支的慢性非特异炎症性动脉疾病。其临床表现早期为大血管炎症，如肌肉关节压痛、大血管区压痛。可分为4种类型：头臂型、腹主动脉型、肾动脉型、混合型。

【护理措施】

1. 术前护理

（1）卧床休息，避免因脑部供血不足而引起外伤。

（2）监测生命体征及头部四肢血供情况，以明确动脉狭窄或闭塞的位置和严重程度。脉搏消失者可测心率或选其他部位。

（3）术前控制血压，使血压维持在相对正常范围。

（4）护士应增强安全意识，指导家属留陪；告知患者勿单独活动，防止摔倒或者坠床等意外的发生。

2. 术后护理

（1）头臂型手术涉及颈动脉，头部应保持中立位，避免过度旋转，以防移植血管扭曲，防止血栓形成。

（2）密切观察病情变化，生命体征、神志、瞳孔及肢体活动情况，观察切口敷料情况。

（3）维持血压的稳定，避免低血压，预防继发性血栓的形成，给予抗凝溶栓药物。

（4）密切注意手术部位远端的动脉搏动情况以及温度、感觉、颜色、湿度的改变。

（5）术后并发症，如动脉栓塞、颅内压增高、吻合口假性动脉瘤。

【护理问题】

1. 疼痛　与手术切口有关。

2. 知识缺乏　缺乏自我保健知识。

3. 潜在并发症　动脉栓塞、颅内压增高、人工血管感染。

【健康教育】

1. 体位　平卧位，待生命体征平稳后取半卧位。

2. 行为指导 术后床上活动,避免关节过度屈曲及剧烈活动;指导有效咳嗽,必要时雾化吸入。

3. 用药指导 遵医嘱正确使用抗凝药及皮质激素类药物。

4. 饮食指导 食用高蛋白食品。

5. 复查指导 出院后 1~3 个月复查,了解血管情况及原发疾病的发展情况。

（董卫华）

第二节 急性动脉栓塞

急性动脉栓塞指心脏或动脉脱落的血栓或斑块等随血流向远端动脉流动,造成动脉管腔堵塞,导致肢体、脏器组织等缺血的急性病变。其临床表现为急性肢体缺血征象,有无脉、疼痛、苍白、皮肤温度降低、感觉异常和运动障碍,即"6P"征。

【护理措施】

1. 术前护理

（1）患者绝对卧床,减少活动,患肢体位应比心脏平面稍低;注意密切观察患者生命体征和患肢病情变化,并做记录。

（2）注意患肢保暖,忌热敷及冷敷。

（3）伴心功能不全者给予氧气吸入,备急救物品及药品。

2. 术后护理

（1）监测心脏、肺、肾功能,主要为生命体征及尿量。

（2）维持酸碱平衡,及时纠正水、电解质紊乱。

（3）必要时遵医嘱使用止痛剂以缓解疼痛。

（4）严密观察患肢血供情况、颜色、温度、动脉搏动、感觉,监护患者的心功能变化。

（5）注意保护患者,防止外伤,忌冷敷、热敷。

（6）指导患者进低脂、低胆固醇、清淡的饮食。

【护理问题】

1. 焦虑 与突发疼痛、担心患肢坏死、肢体丧失有关。

2. 疼痛 与肢体缺血有关。

3. 组织灌注异常 与取栓不彻底、术后再栓塞、继发血栓形成或动脉缺血再灌注综合征有关。

4. 潜在并发症 心功能不全，与器质性心脏病或取栓后出现大量缺氧代谢产物有关。

【健康教育】

1. 服用抗凝药物，监测出凝血时间。

2. 避免长时间处于同一体位，避免久坐。

3. 禁烟、禁酒。

（王子凤）

第三节 雷诺综合征

雷诺综合征是指受到寒冷或情绪刺激后，肢体动脉和小动脉出现强烈的阵发性收缩，引起指端缺血，表现为肢体麻木，尤其是手指呈明显的苍白，发作缓解后转变为青紫，然后潮红。一般在上肢较重，偶尔亦可累及下肢。

【护理措施】

1. 术前护理

（1）心理护理：安慰患者，讲解疾病相关知识，保持患者情绪稳定，保持乐观生活态度，避免情绪激动。

（2）患肢护理：在秋末至春初的季节内，注意防寒保暖，尽量避免接触冷水及冰冷物体，减少寒冷刺激引起的小动脉痉挛。发作时，可将患肢浸泡于温水中，温度以32℃~40℃为宜，不宜过热。冬季应穿戴宽松、柔软的棉手套，不宜戴有弹性的手套。

（3）戒烟：有吸烟习惯的人应戒烟，以减少烟碱刺激引起的血管痉挛而使病情反复。

（4）药物治疗：遵医嘱应用扩张血管药物，并观察用药后疗效及有无低血压等不良反应发生。

（5）术前准备：术前要进行适应性锻炼，夏末开始接触凉水并同时擦揉患肢远端。在进行低温适应锻炼过程中引起疾病发作者，应及时终止。

2. 术后护理

（1）病情观察：监测生命体征，行胸交感神经节切除术后观察有无呼吸困难，保持呼吸道通畅。

（2）患肢护理：交感神经切除后，会引起患肢排汗减少，手或足干燥、粗糙，可涂甘油等，以保护皮肤；注意患肢保暖。

【护理问题】

1. 疼痛 与指、趾动脉功能性痉挛造成远端组织暂时性缺血有关。

2. 知识缺乏 缺乏本病的预防知识。

3. 潜在并发症 皮肤硬化、常见溃烂和坏疽。

【健康教育】

1. 注意保暖 寒冷是诱发雷诺综合征的主要因素之一，为了防止雷诺综合征的发作和帮助其治疗，平时一定要注意保暖，特别是冬天，应该减少出门的次数，外出要多穿衣服，这样才能避免受到寒冷的刺激，预防疾病的发生。

2. 调节饮食 雷诺综合征患者要注意均衡饮食，不吃辛辣刺激的食物，特别是不吃生冷的食物，这些食物都会引起雷诺综合征的发作。饮食应以清淡和易消化为主，可以多吃蔬菜和水果，也可以适当地补充营养物质。

3. 心理护理 雷诺综合征患者由于患病，心理负担比较重，情绪容易受到刺激，变得不稳定，而精神压力过大也是引起雷诺综合征的因素之一。因此，雷诺综合征患者要注意调节情绪，家属要多分散患者的注意力，使其保持良好的心态，积极接受治疗。

4. 伤口护理 雷诺综合征发作时会导致皮肤出现局部溃疡，需要及时处理伤口，保持皮肤的清洁和干燥，避免出现感染。一旦出现感染的症状，如发热、疼痛等，一定要马上到医院进行相应的治疗，防止其扩散，从而造成更为严重的问题。

5. 养成良好的生活习惯 建议患者戒烟，因为烟草中含有尼古丁，会影响血液循环，导致病情加重。同时，还要注意作息规律，保持充足的睡眠时间，不要熬夜，避免出现过度疲劳情况。另外，平时要注意不要受伤，保持皮肤的清洁，最好对日常用品进行清洁和消毒。

6. 适当运动 日常可以进行适当的运动，增强身体素质。运动要适当，不要过于剧烈，还要避免不必要的身体部位外露。

（刘春红）

第四节 深静脉血栓

深静脉血栓以下肢的发生率较高，其临床表现为下肢肿胀、疼痛和浅静脉怒张。

【护理措施】

1. 术前护理

（1）急性发病后 10～14d 绝对卧床休息，防止血栓脱落，引起肺栓塞。

（2）抬高患肢30°，以促进静脉回流；鼓励患者做足背伸屈运动。

（3）在使用抗凝剂（肝素）期间应监测出凝血时间，观察有无牙龈出血、血尿、皮肤紫癜等出血倾向，避免因用量过大而引起大出血。

（4）疼痛护理：疼痛时禁止热敷，按摩患肢，必要时给予镇痛药物。

2. 术后护理

（1）体位：取卧位，抬高患肢30°，以利于静脉回流。

（2）监测生命体征。

（3）饮食：低脂、粗纤维饮食，保持大便通畅，术后鼓励患者多饮水，以加速造影剂的排泄。

（4）药物护理：术后给予抗凝溶栓药物，应注意观察有无出血倾向，如伤口渗血、牙龈出血、鼻出血、血尿、血便、呕血等。

（5）静脉置管溶栓护理：术后绝对卧床，患肢穿刺处持续弹力绷带加压包扎，以防脱管；避免患肢屈曲，保持置管通畅。

（6）观察重点：①观察伤口敷料情况，注意观察穿刺部位有无渗血、血肿形成；②患肢皮肤的温度、颜色、感觉，动脉搏动情况及肿胀消退情况。

（7）主要并发症的护理

①术区出血或血肿：采取压迫止血法后，嘱患者术侧下肢保持伸直位，观察术区有无出血、渗血或血肿；必要时重新包扎并适当延长肢体制动时间。

②肺栓塞：患者如果出现胸痛、心悸、呼吸困难及咯血等症状，立即给予平卧，避免剧烈翻动，给予高浓度吸氧，心电监护，积极配合抢救。

【护理问题】

1. 疼痛　与静脉回流受阻有关。

2. 知识缺乏　缺乏预防本病发生的知识。

3. 潜在并发症　肺栓塞、出血。

【健康教育】

按时服药，定期复查；绝对禁烟；指导患者正确使用弹力袜，以减轻症状；避免长距离行走及站立；当患肢肿胀不适时应及时卧床休息，并抬高患肢。

（薛卫强）

第五节　下肢动脉硬化闭塞症

下肢动脉硬化闭塞症是指全身性动脉粥样硬化在肢体局部的表现，是全身性动脉内膜及其中层呈退行性、增生性改变，结果使动脉壁增厚、僵硬、迂曲和失去弹性，继发性血栓形成，引起动脉管腔狭窄，甚至阻塞，使肢体出现相应的缺血症状的疾病。

【护理措施】

1. 术前护理

（1）心理支持：由于病程较长，后期疼痛难忍，患者往往情绪低沉，悲观忧郁。护理人员要关心、体贴患者，耐心解释，正确引导，使患者配合医护人员积极治疗，树立战胜疾病的信心。

（2）饮食：低盐、低脂饮食。

（3）疼痛护理：患者要忍受长期的剧烈疼痛，应遵医嘱给予止痛剂。

（4）注意患肢养护，防止外伤，注意保暖，但不宜"热疗"，因温度过高可使组织耗氧量增加，致疼痛加剧；预防摩擦以免造成溃破而不易愈合。

（5）患肢功能锻炼：由责任护士带领患者做下肢功能锻炼，第1种方法：患者仰卧于床上，患肢先从水平位抬高45°，停留1~2min，然后下垂1~2min，再放置于水平位2min，最后做足部的旋内、旋外、屈曲、伸直10次。如此反复共20min，也可根据病情而定时间。每日可做3次锻炼。第2种方法：根据病情轻重适当行走，并测量行走后出现间歇性跛行的时间、距离。

（6）禁止吸烟：因烟中的尼古丁可使动脉血与氧的结合力减弱，血黏稠度增加，肢体血流缓慢；尼古丁还能间接导致血管痉挛，致使肢体缺血、疼痛加重。

（7）病情观察：认真记录好间歇性跛行距离及患者发凉、酸胀、麻木等情况，检查血黏度、血脂等；前2d嘱患者吃清淡饮食，禁高脂肪、高胆固醇的饮食，以免影响实验室检查结果。

2. 术后护理

（1）体位：避免关节过屈，会使人工血管扭曲。动脉血管重建手术后应卧床制动2周。

（2）病情观察。

（3）监测生命体征及血氧饱和度，记录24h尿量，维持体内液体平衡。

（4）观察穿刺部位出血情况。出血是术后早期最常见的并发症，观察腹股沟及耻骨上区有无肿胀、淤斑、发热、疼痛，若发现及时报告医生。

（5）观察术后肢体肿胀情况，报告医师及时查明原因并适当抬高患肢。

（6）观察患肢远端的皮肤温度、色泽、感觉和动脉强度，以判断血管流畅度。保暖患肢，避免肢体暴露于寒冷环境中，以免血管收缩。若患肢出现严重肿胀、剧烈疼痛、麻木、皮肤颜色发紫、皮温降低，应考虑重建部位的血管发生痉挛或继发性血栓、栓塞形成，应及时报告医生，协助处理或做好再次手术的准备工作。

（7）药物护理：术后应用抗凝药物，注意监测出、凝血时间，观察有无出血倾向。

（8）经股动脉穿刺行动脉造影术后，常规压迫穿刺点30min，若穿刺点无活动性出血，可进行制动并加压包扎，并需用1kg沙袋压迫穿刺点6~8h，制动24h；避免患肢屈曲，注意观察穿刺部位有无渗血、血肿形成，皮肤颜色及温度情况。

（9）饮食护理：患者麻醉清醒后进低脂饮食，多吃新鲜水果和蔬菜、含纤维素的食物，以防便秘。

（10）功能锻炼：卧床制动患者，应鼓励其在床上做足背伸屈活动，以利于小腿深静脉血液回流。

（11）术后并发症的护理：术后并发症有出血、远端栓塞、再灌注损伤、感染，应遵医嘱给予抗生素，以预防感染的发生。

【护理问题】

1. 疼痛 与患肢缺血、组织坏死有关。
2. 抑郁 与疾病久治不愈有关。
3. 活动无耐力 与患肢远端供血不足有关。
4. 有皮肤完整性受损的危险 与组织缺血及营养障碍有关。
5. 知识缺乏 缺乏患肢锻炼方法的知识及足部护理知识。
6. 潜在并发症 出血、远端栓塞。

【健康教育】

定期复查；遵医嘱口服用药；坚持做动脉操；患肢保暖。

（董卫华）

第六节 下肢静脉曲张

下肢静脉曲张是由于下肢静脉瓣功能减弱，使下肢静脉内血液瘀滞，血液回流受阻，引起大隐静脉及小隐静脉异常扩张。多见于长期体力劳动或站立工作者，临床表现为患者久站或行走后感患肢酸软无力、肿胀及隐痛，患肢皮下可见浅静脉扩张，成囊性状隆起或卷曲成团，严重者常并发血栓性静脉炎、湿疹性皮炎及小腿溃疡。

【护理措施】

1. 术前护理

（1）外科手术常规备皮。

（2）轻度下肢静脉曲张时可使用弹力绷带或弹力袜，以缓解症状。

（3）皮肤有损伤、溃疡者应预先处理，待炎症控制后再行手术。

2. 术后护理

（1）卧位：术后去枕平卧 6h 后改为平卧位，患肢抬高 30°，以促进血液回流，预防患肢肿胀。

（2）术后 6h 进普食，避免辛辣、刺激性饮食。

（3）观察切口有无渗血，患肢远端皮肤的温度、颜色及足背动脉波动情况。

（4）预防深静脉血：术后 6～24h 后可下床活动，以促进血液循环，预防血栓形成。

（5）功能锻炼：指导患者术后尽早进行足背伸屈动作，早期下床活动，帮助下肢远端静脉血液回流，促进功能恢复。

【护理问题】

1. 疼痛　与手术切口有关。

2. 有皮肤完整性受损的危险　与患者皮肤炎性瘙痒及溃疡有关。

3. 潜在并发症　出血，由外伤或溃疡引起的曲张静脉破裂所致。

【健康教育】

指导患者出院后应做好自我保健，穿尺码合适的弹力袜 1～3 个月，避免久站或久坐等；经常散步，以改善静脉回流。

1. 向患者讲解静脉曲张的致病因素及处理方法。

2. 避免便秘、肥胖等因素；不要用过紧的腰带、穿过紧的衣物；穿弹性袜时应避免久站。

3. 适当进行体育锻炼。

（刘春红）

第七节　血栓闭塞性脉管炎

血栓闭塞性脉管炎是一种进行缓慢的动脉和静脉节段性炎症病变，主要侵袭四肢中小动静脉，以下肢为主，可导致严重的肢体缺血。临床常见症状为疼痛、肢体发凉、感觉异常、皮肤色泽改变、动脉搏动减弱或消失、肢端溃疡和坏疽。

【护理措施】

1. 术前护理

（1）保护患肢，防止外伤，注意保暖，但不能局部加温，以免加重组织缺氧、坏死。保持局部清洁、干燥。对已发生坏疽部位应保持干燥，温热络合碘浸泡后，无菌敷料包扎。对继发感染者可应用抗生素治疗。

（2）疼痛的护理：长期的剧烈疼痛常使患者丧失治疗信心，可适当应用止痛剂。

（3）戒烟，以消除烟碱对血管的毒性作用。

2. 术后护理

（1）术后平置患肢，血管重建术后卧床制动1周，在床上做足背伸屈活动，以促进静脉回流。

（2）监测体温、脉搏、呼吸、血压、尿量等，观察尿液颜色。

（3）肢体的监测：患肢皮肤的颜色、温度、动脉搏动情况、感觉状况，观察切口情况，预防感染。

（4）经股动脉穿刺行动脉造影术后，常规压迫穿刺点30min，若穿刺点无活动性出血，可进行制动并加压包扎，并需用1kg沙袋压迫穿刺点6~8h，制动24h，避免患肢屈曲。注意观察穿刺部位有无渗血、血肿形成，皮肤颜色及温度情况。

（5）术后抗凝治疗：遵医嘱用抗凝药物；注意保护患者，防止外伤；注意观察有无出血倾向。

【护理问题】

1. 焦虑　与担心截肢有关。

2. 组织灌注异常　与动脉血流障碍有关。

3. 疼痛　与组织缺血有关。

4. 生活自理能力缺陷　与疼痛、溃疡或坏疽有关。

【健康教育】

1. 戒烟、戒酒、保暖。

2. 勿长期在潮湿寒冷的环境中工作或生活。

（孙曼曼　张敏　李亚杰）

第六章 泌尿外科疾病患者的护理

第一节 肾 癌

肾细胞癌简称肾癌，是最常见的肾恶性肿瘤，约占肾肿瘤的75%。治疗以根治性肾癌切除术为首选，早期肾癌可考虑行肾部分切除术。血尿、腰部肿块和腰痛是肾癌的三大症状，约60%的肾癌患者出现无痛性血尿，且较其他症状出现得早，并呈间歇性发作。

【护理措施】

1. 术前护理

（1）每日测血压2次，控制血压在正常范围。协助医生了解患侧及健侧肾功能以及手术方式。

（2）改善营养：进食高蛋白质、高热量的食物，必要时输血。

（3）心理护理：向患者及家属讲解切除一侧肾后，只要健侧肾功能正常，对自身各方面没有影响。可请术后恢复良好的肾切除患者与之交谈，解除患者思想顾虑，取得合作。

2. 术后护理

（1）出血的观察：密切注意观察有无手术后内出血及休克表现。内出血可因术中血管结扎不良而引起，应密切观察患者的血压、脉搏及意识的变化，每0.5~1.0h测量血压、脉搏1次；保持引流管通畅，观察引流液的色、量是否正常，当引流液颜色鲜红、量>100mL/h，脉搏加快、脉压缩小时，提示有腹腔内出血，应立即通知医生，同时注意观察伤口敷料有无渗血。术后取平卧位，血压平稳后给予半坐卧位；肾部分切除患者须绝对卧床1周，避免加重出血或肾下垂。

（2）肾功能的观察：由于手术对肾的直接影响，会暂时增加健侧肾负担。术后准确记录出入量，并根据血、尿生化检查结果相应调整水和电解质的摄入量，防止水、电解质紊乱，以减轻健侧肾负担。

（3）预防术后并发症：卧床期间鼓励并协助患者定时（每隔2h）向健侧翻身，给予拍背；嘱患者将痰液及时咳出，防止发生肺部感染。

（4）抗生素的使用：选用对肾无损害或毒性较轻的抗生素，保护肾功能。

（5）做好基础护理，预防并发症的发生。

【护理问题】

1. 活动无耐力 与血尿有关。

2. 潜在并发症 出血、感染。

3. 疼痛 与手术伤口有关。

4. 恐惧、焦虑 与对癌症和手术的恐惧有关。

5. 营养失调 低于机体需要量，与长期血尿、癌消耗、手术创伤有关。

【健康教育】

出院后可应用免疫治疗，提前告诉患者及其家属应用干扰素等免疫制剂后可能导致高热，为药物的不良反应所致，对症处理即可。术后 3 个月复查 B 超、CT。

（刘春红）

第二节 肾结石

肾结石指发生于肾盏、肾盂及肾盂与输尿管连接部的结石。肾结石在尿路结石中占有重要地位。临床表现为肾绞痛、血尿、脓尿，在疼痛和血尿发作时，尿内可混有砂粒或小结石，结石通过尿道时发生阻塞或刺痛。肾结石的手术方式较多，如经肾盂或肾窦肾盂切开取石、经肾实质切开取石、肾部分切除术、经皮肾镜碎石取石术等。以下主要针对肾实质切开取石术介绍护理措施。

【护理措施】

1. 术前护理

（1）注意休息，适当活动；避免活动量过大，结石位置变换，发生嵌顿，加重痛苦，消耗体力；如出现肾绞痛，可对症解痉止痛。

（2）适当应用抗生素，告诉患者大量饮水，以预防泌尿系统感染。

2. 术后护理

（1）严密观察生命体征。

（2）观察引流与体位：术后通常留置肾周引流管、尿管，应给予妥善固定，尤其在翻身、活动时避免牵拉，防止加重肾出血。密切观察引流液的颜色、量。

（3）预防尿瘘：术后可能发生尿瘘，肾周引流管至少应保留 4d 或稍长时间，证实无渗液时方可拔出引流管，否则应继续引流，以减少尿液外渗。

（4）应用抗生素：残余结石是造成泌尿系统感染的主要原因，取石术后要足量尽早应用抗生素预防感染；同时应注意要补足液体量，增加尿量，达到冲洗的目的。

（5）加强营养，提高机体免疫力，促进切口愈合。

（6）行经皮肾镜碎石取石术后，手术当天夹闭肾造瘘管，术后第1d开放肾造瘘管引流尿液，4~5d后拔除，尿管5~6d后拔除，双J管1~2个月后拔除。

【护理问题】

1. 疼痛　与结石嵌顿有关。

2. 潜在并发症

（1）出血：与肾实质切开术有关。

（2）感染：与可能存留的残余结石有关。

（3）焦虑　与疼痛有关。

【健康教育】

室内通风；避免受凉和剧烈运动；讲究个人卫生；保护皮肤；留置输尿管支架管期间勿做四肢伸展运动；每日饮水2000mL以上；1~2个月后来院拔除双J管；定期复查。

（王子凤）

第三节　膀胱癌

膀胱癌居泌尿系统肿瘤首位，发病年龄多在40岁以上，男女患病率之比为4:1。临床首要症状为无痛性肉眼血尿，突然发生，间歇发作；此外还表现为膀胱刺激症状、排出组织物，晚期则可出现排尿困难、膀胱区疼痛。膀胱癌复发率高，最终无法保留膀胱者，须实施全膀胱切除术。

【护理措施】

1. 术前护理

（1）了解患者营养状况：评估患者贫血及营养不足的程度，鼓励进食高蛋白质、富含维生素、易消化饮食，必要时给予输血治疗。纠正贫血，补充蛋白质含量，提高机体抗感染和组织修复能力。

（2）肠道准备：手术中应用肠段代替膀胱者，术前3d进流质饮食，术前3d开始口服肠道抗生素，术前1d午饭后服用50%硫酸镁30mL加水1000mL，术前晚7点口服甘露醇40g加水1000mL，术前晚及术晨用1:5000呋喃西林清洁灌肠。经常询问患者有无头晕、乏力，预防脱水的发生，保证患者安全。

（3）心理护理：了解患者心理顾虑，对症护理。尿流改道会给患者带来许多不便，应向患者讲明手术的必要性及术后自我护理的方法，加强护患间的沟通，解除思想顾虑，接受现实。

2．术后护理

（1）监测生命体征：每 0.5 ~ 1.0h 测血压、脉搏 1 次，血压平稳后改为每 2h 测 1 次，并给予半坐卧位。

（2）妥善固定引流管：术后引流管较多，应分别标明，避免混淆。翻身活动时，防止滑脱；保持各管道通畅，观察并记录各管引流量，发生异常及时通知医生。

（3）营养支持：由于术中实施肠道吻合、输尿管代膀胱吻合，因此禁食时间相对延长。为保证足够的营养，常需要静脉营养治疗，如留置中心静脉导管（PICC），应保持通畅，严格无菌操作，输液完毕后，先用生理盐水 20mL 冲管，再行肝素正压封管；如用外周静脉输液，应防止药液外渗，预防静脉炎的发生。

（4）代膀胱引流管的护理：如为回肠代膀胱，可能因肠道分泌黏液而堵塞，巡视患者时经常挤压管道，保持通畅。术后 3d 开始用 1∶5000 呋喃西林液缓慢冲洗膀胱。

（5）预防感染：协助按压切口，鼓励患者咳嗽，预防肺部感染；督促患者床上活动，促进早日排气，预防肠梗阻；同时应用抗生素防治感染。

【护理问题】

1．自我形象紊乱　与尿流改道有关。

2．潜在并发症　吻合口瘘，与手术伤口及低蛋白血症有关。

3．生活自理能力部分缺陷　与术后卧床、多管道牵引有关。

【健康教育】

行膀胱肿瘤电灼及膀胱部分切除者，为预防肿瘤复发，术后要进行化疗药物膀胱灌注。灌注时间为每周 1 次，连续 8 次；之后每月 1 次，共 1 ~ 2 年。灌注后药物在膀胱内保留 2h，患者更换 4 个卧位，每个卧位保持 30min，即平卧位、俯卧位、左侧卧位、右侧卧位。定期进行膀胱镜检查，第 1 年每 3 个月 1 次，然后每半年复查 1 次。教育患者要坚持膀胱灌注及膀胱镜检查。

（董卫华）

第四节　精索静脉曲张

精索静脉曲张多见于青壮年男性，由于精索静脉血流淤积造成精索蔓状静脉丛迂曲扩张。临床表现为站立时阴囊胀大，坠胀不适，有时坠痛，可向下腹部、腹股沟或腰部放射，久站或劳累后症状加重，平卧后缓解，严重时可有头痛、乏力、性功能障碍，是男性不育症的病因之一。可行精索静脉高位结扎术。

【护理措施】

1. 术前护理

（1）鼓励患者多饮水，注意保暖，预防咳嗽，避免术后腹压增高，不利于切口愈合。

（2）训练床上排尿，避免术后出现尿潴留。

2. 术后护理

（1）体位：常规平卧 1d，促进侧支静脉的血液回流。

（2）预防出血：术后切口压沙袋 24h，以减轻出血；观察切口敷料，如有渗血，应及时通知医生更换，保持其清洁、干燥。

（3）嘱患者自行小便，若术后 6h 经诱导排尿小便不能自解，则应通知医生，给予留置导尿，保持尿管通畅。

【护理问题】

知识缺乏　缺乏了解手术注意事项有关知识。

【健康教育】

1. 手术 2 周后可恢复一般活动，3 个月内避免提重物、剧烈运动和性生活。

2. 穿宽松棉质内裤，保持会阴及外生殖器的清洁。

3. 定期门诊复查。

（刘春红）

第五节　肾损伤

肾损伤主要表现为血尿、疼痛、发热、腰部肿块，可出现休克。根据肾损伤的程度，可采取保守治疗和手术治疗。以下主要针对手术治疗介绍护理措施。

【护理措施】

1. 术前护理

（1）密切监测生命体征，及时补充血容量，预防或纠正休克，积极进行各项术前准备。

（2）严密监测血尿颜色的变化。

（3）观察患者疼痛的部位及程度，必要时给予止痛镇静药物。

（4）观察体温变化及局部体征，以判断有无进行性出血、尿外渗或感染的发生。

2. 术后护理

（1）体位：肾损伤修补、肾周引流术后的患者要卧床休息 2~4 周。

（2）饮食：肠蠕动恢复后开始进食。

（3）预防感染：定时观察体温，了解血液及尿液中白细胞计数的变化，及时发现感染征，加强损伤局部的护理。

（4）切口及引流管护理：保持手术切口清洁、干燥，妥善固定引流管，保持引流通畅，翻身、活动时避免引流管被拉出、扭曲，注意观察引流液的量、颜色、性状。

（5）观察尿液的量及颜色，准确测量并记录尿量。

（6）心理护理：术后给予患者及家属心理上的支持，解释术后恢复过程。

【护理问题】

1. 有感染的危险　与肾损伤后免疫力低下及术后留置尿管有关。

2. 疼痛　与肾损伤后局部肿胀、手术有关。

3. 潜在并发症　血尿、感染。

4. 知识缺乏　缺乏肾损伤的相关知识。

5. 焦虑　与肾损伤后的心态有关。

6. 活动无耐力　与损伤后活动受限有关。

【健康教育】

室内通风；稳定情绪；保守治疗患者应绝对卧床休息4周；肾修补及部分切除术患者卧床休息7~14d；肾全切者可早期下床活动；加强营养；保护皮肤。

（孙曼曼　杨玉静　徐惠芳）

第六节　膀胱损伤

膀胱损伤主要临床表现有休克、腹痛、血尿和排尿困难、尿瘘，常伴有其他脏器损伤，其紧急处理原则是抗休克、处理复合伤、修补膀胱、做好引流、应用抗生素控制感染。以下是主要针对手术治疗采取的护理措施。

【护理措施】

1. 术前护理

（1）观察生命体征的变化，注意休克的发生，每小时测血压、脉搏、呼吸1次。注意患者的一般症状，若有休克发生，应紧急处理。

（2）观察血尿及腹膜刺激征，判断有无再出血的发生。

（3）输注抗生素，预防感染。

（4）做好心理护理，消除患者焦虑、紧张情绪。

2. 术后护理

（1）观察生命体征的变化，每小时测血压、脉搏、呼吸 1 次。

（2）给予营养丰富、易消化饮食，鼓励多饮水，以增加内冲洗作用。

（3）合理输液，必要时输血，维持体液平衡和有效循环血量，保持水、电解质及酸碱平衡。

（4）保持留置尿管的通畅，防止逆行感染；定时清洁、消毒尿道外口；准确记录尿量，了解病情变化。

（5）保持膀胱造瘘管的通畅，造瘘口周围定时换药。

【护理问题】

1. 有感染的危险　与膀胱损伤后免疫力低下及术后留置尿管有关。

2. 疼痛　与膀胱损伤、手术有关。

3. 有发生休克的可能　与创伤、出血有关。

4. 知识缺乏　缺乏膀胱损伤的相关知识。

5. 焦虑　与膀胱损伤后的心态有关。

【健康教育】

1. 告诉患者膀胱损伤的情况，注意护理的配合。

2. 告诉患者带导尿管，防止脱落，保持通畅。

（董卫华）

第七节　尿道损伤

尿道是泌尿系统最容易损伤的部位，损伤多见于男性。男性尿道以尿生殖膈为界，分为前后两段。前尿道包括球部和阴茎体部，后尿道包括前列腺部和膜部。前尿道损伤如骑跨伤多发于球部；后尿道损伤多发生在膜部，骨盆骨折时常合并后尿道损伤。尿道损伤若不及时处理或处理不当，极易形成尿道狭窄、尿流不畅而造成严重后果。

【护理措施】

1. 术前护理

（1）心理护理：尿道损伤患者由于血尿、尿道口滴血、排尿困难以致紧张。应主动关心患者和家属，耐心做好解释工作，帮助其了解疾病的治疗方法，解除思想顾虑。

（2）尿道损伤伴休克患者应迅速输液、交叉配血、止痛，纠正休克；合并骨盆骨折的患者应卧硬板床，并做好防压疮护理。

（3）持续心电监护及吸氧，严密监测患者神志、生命体征。

（4）解除急性尿潴留，观察排尿障碍的程度，根据症状对症处理。

（5）注意观察尿液的颜色、性状和量的变化。

（6）在抗休克的同时，积极进行各项术前准备。

2．术后护理

（1）饮食：术后禁食，待肛门排气后进流质饮食，逐渐过渡到普食，饮食要注意营养丰富。嘱患者多饮水，保持24h尿量>2000mL，以达到内冲洗目的。

（2）预防感染：定时观察体温，严格无菌操作，留置尿管者每日消毒尿道口2次，根据医嘱使用抗生素，预防感染的发生。

（3）切口及引流管的护理：保持手术切口敷料及造瘘口周围皮肤清洁、干燥；保持尿管及膀胱造瘘管引流通畅，妥善固定；观察引流液的颜色、性状和量。

（4）心理护理：术后给予患者及其家属心理上的支持。

【护理问题】

1．疼痛　与创伤及尿外渗有关。

2．排尿形态异常　与尿道损伤，不能正常排尿有关。

3．组织灌注不足　与尿道损伤后骨盆骨折损伤血管引起大出血、血尿有关。

4．焦虑、恐惧　与患者受创打击而担心预后有关。

5．皮肤完整性受损　与外伤、卧床、局部皮肤持续受压有关。

6．有潜在感染、尿道狭窄的危险　与创伤有关。

【健康教育】

室内通风；稳定情绪，避免不良刺激；讲究个人卫生；加强营养；保护皮肤；术后可早期下床活动；4周后拔除尿管；定期进行尿道扩张。

（李凤）

第七章　骨科疾病患者的护理

第一节　胸椎、腰椎骨折

胸椎、腰椎损伤多由间接暴力所引起，可分为屈曲压缩性骨折、爆裂性骨折、屈曲牵引型损伤、屈曲旋转型骨折脱位、剪刀型脱位。

【护理措施】

1. 保守治疗

（1）平卧硬板床，骨折部垫软枕（压缩性），以保持脊柱平直及维持复位角度，防止发生畸形或进一步损伤；合并神经损伤者，床尾用护足架（或沙袋）防止足下垂。

（2）协助患者轴线翻身，保持其躯干上下一致，切忌脊柱旋转、扭曲，加重损伤。

（3）遵医嘱指导并帮助患者尽早开始功能锻炼，通过功能锻炼来加强腰背肌的力量，以免肌肉退化、萎缩。腰背肌锻炼方法有背伸法、五点支撑法、三点支撑法、拱桥支撑法、燕飞式。

2. 术前护理

（1）备腰围。

（2）练习床上大小便。

（3）观察双下肢感觉、运动情况。

（4）加强心理护理，及时解除患者心理障碍，保持心理健康，缓解焦虑情绪。

3. 术后护理

（1）严密观察生命体征，保持胸腰部水平卧位，术后禁食、水6h。

（2）观察伤口敷料及引流管情况、双下肢感觉、运动情况。

（3）定时轴线翻身。

（4）遵医嘱进行功能锻炼，主动加被动直腿抬高及双下肢各关节活动。

（5）预防并发症，如坠积性肺炎、深静脉血栓、压疮、便秘。

（6）在医生指导下下床活动。

【护理问题】

1. 疼痛　与疾病有关。

2. 躯体移动障碍　与疼痛有关。

3. 生活自理能力缺陷　与疼痛和活动受限有关。

4. 焦虑　与担心术后康复程度有关。

5. 有感染的危险　与手术有关。

【健康教育】

1. 卧硬板床休息，以减少腰部疲劳。

2. 3个月内行走时要戴支具，以防发生意外（如扭伤）。

3. 术后1周开始进行腰背肌锻炼，可选用燕飞式、五点支撑法、三点支撑法，循序渐进，逐渐增加次数，坚持半年以上。

4. 术后1个月门诊复查。

5. 半年内不可提重物，不可急弯腰。

6. 纠正不良姿势，抬物时屈膝下蹲，不从仰卧位直接起床，增加自我保护意识。

（王子凤）

第二节　脊髓损伤合并截瘫

脊髓损伤多因脊柱的骨折与脱臼所致。移位的椎体向后或骨片突入椎管均可压迫脊髓或马尾神经，产生不同程度的损伤。脊髓损伤常见的原因有车祸、枪伤、刀伤、自高处跌落或被从高处坠落的重物击中脊柱等。受伤平面以下的感觉、运动、反射完全消失，膀胱、肛门括约肌功能丧失者称完全性截瘫，部分丧失者称不完全性截瘫。颈段脊髓损伤后四肢瘫痪者，简称"四瘫"。

【护理措施】

1. 一般护理

（1）卧硬板床，床铺保持干净、清洁、柔软、舒适，可垫棉圈、棉垫等。

（2）四肢保持功能位置，防止各个关节过伸或过展；定时被动活动及按摩，鼓励患者主动活动。

（3）为了预防足下垂畸形，可用垂足板或足下放一竖枕；每日数次主动或被动活动踝关节。

（4）做好生活护理：了解患者的生活习惯，尽可能满足患者日常生活的需要。要关心、体贴患者，向患者说明被动式生活护理的重要性，解除患者不习惯和怕麻烦的思想顾虑。

（5）加强营养，合理安排饮食，给予高蛋白质、高营养的饮食；多吃新鲜的蔬菜和水果，多饮水，以利于大便通畅；少吃甜食和易产气的食物，以免腹胀。

2. 心理护理

（1）患者因患病时间长，病情重，四肢不全瘫甚至瘫痪，生活不能自理，会出现不同程度的痛苦、恐惧、焦虑情绪。长期疾病的折磨和长期住院生活的单调、乏味，易使患者产生孤独感。护士要经常巡视病房，多和患者交谈，了解患者不同的心理特点和状态，有目的地采取心理护理措施，改变患者的心理状态，促进患者康复。

（2）建立良好的护患关系：护理人员和患者建立良好的护患关系是心理护理取得成功的关键。患者因患病时间长，生活不能自理，往往会烦躁不安，护士要关心、体贴患者。

3. 正确指导功能锻炼

（1）骨科疾病治疗的最终目的是使患者尽早地最大限度地恢复功能，实现生活自理，指导患者正确进行功能锻炼是骨科疾病治疗护理的一项重要工作。患者要经常进行肌肉活动和锻炼，这样肌肉会越来越发达、有力；反之，就会出现失用性肌肉萎缩。运动对于保持关节灵活、预防关节僵硬也非常重要。护士应向患者讲解功能锻炼的意义，使患者能主动配合，从而提高功能锻炼的效果。

（2）鼓励患者进行四肢主动活动和破动活动，如上肢外展、扩胸运动、两手捏橡皮球或毛巾的训练以及手指的各种动作训练。

（3）鼓励患者做力所能及的事情，如自己进餐或在别人协助下进餐、自己拿着水果吃等。

（4）加强踝、足趾的运动，做膝关节的屈伸活动，按摩下肢等。

4. 预防各种并发症

（1）预防压疮：患者由于长期卧床，局部组织长期受压，易造成缺血坏死。在护理工作中应做到：①保持床铺平整、清洁、干燥无皱褶，无渣屑，使患者舒适。②将骨隆突受压部位垫棉圈、棉垫等，以减轻局部组织受压。③卧床患者勤翻身是预防压疮最简单而有效的方法，有条件的可以使用翻身床、明胶床垫、波纹气垫等特殊工具，根据患者情况1~2h翻身1次。患者变换体位后按摩受压部位，以改善局部血液循环，并可配合应用50%乙醇按摩，以提高疗效。④保持皮肤清洁和完整也是预防压疮的重要措施。保持皮肤的清洁和干燥，每日用温水清洁皮肤2次，为患者翻身或更换床单时，一定要抬起患者的躯体，避免拖、拉、拽等动作损伤皮肤。⑤患者皮肤一旦擦伤，受汗、尿液等的浸渍，很容易形成压疮，因此应积极处理，促进早日康复。

（2）预防肺部并发症：长期卧床不能变换体位的患者，可使呼吸道引流不畅，分泌物在肺内沉积，会引起细菌感染，导致坠积性肺炎。应保持呼吸道通畅，利用各种方法促进痰液排出，是预防坠积性肺炎的有效方法。①注意保暖，避免着凉而诱发呼吸道感染。②做好口腔护理，使口腔保持清洁，是预防感染的基础操作之一。通过口腔护理，可预防口腔黏膜干燥，提高黏膜吞噬、消灭细菌的能力。③鼓励患者有效地咳嗽和咳痰：咳嗽是一种清除肺内痰液的反射性防卫动作，护士要向患者讲明咳嗽的意义，指导患者进行有效的咳嗽。具体方法为：嘱患者深吸气，在呼气2/3时咳嗽，反复进行，使痰液由肺泡周围进入气道而咳出。④每1～2h给患者翻身1次，使痰液在重力作用下流入大的气道而排出。翻身时配合叩拍背部，通过叩击震动背部，直接地使附着在肺泡周围及支气管壁的痰液活动、脱落而排出。⑤痰液黏稠不易咳出时，可行雾化吸入（2次/d），以稀释痰液，有利于痰液的引流和排出。

（3）预防泌尿系统感染和结石：导尿、尿潴留、膀胱冲洗等都可以引起泌尿系统感染。患者长期卧床，尿路感染，饮水过少，又可诱发泌尿系统结石的形成。为预防泌尿系统感染和尿路结石应做好各项护理工作：①保持尿道口的清洁，男患者每日清洁尿道口2次，女患者每日冲洗2次。有尿管的患者可用0.5%聚维酮碘（碘伏）棉球擦拭。②置尿管的患者，每2～4h开放导尿管1次，这样可以预防泌尿系感染和膀胱萎缩。鼓励患者多饮水，以利于冲出尿中沉渣。

【护理问题】

1. 生活自理能力缺陷　与截瘫有关。

2. 便秘　与长期卧床和无力有关。

3. 有皮肤完整性受损的危险　与循环状况改变有关。

4. 潜在并发症　感染，与截瘫长期卧床可能并发泌尿系统感染有关。

【健康教育】

1. 鼓励患者进行功能锻炼，指导患者增强自行或利用辅助器械完成日常生活活动的能力。

2. 指导患者进行膀胱及直肠功能训练。

3. 教会患者及家属做好皮肤护理及预防压疮的方法。

4. 告知患者及家属所服用药物的名称，服药的剂量、方法、时间及药物的不良反应。

（刘春红）

第三节　股骨颈骨折

股骨颈骨折是指股骨头下至股骨颈基底部之间的骨折。股骨颈主要是松质骨，易发于老年人。因老年人骨质疏松、脆弱，轻度间接外力即可致骨折。股骨颈骨折可分为头下型、经颈型、头颈型、基底型。当头下骨折时，股骨头的血供损失最大，骨折不易愈合，易引起股骨头缺血性坏死；而基底骨折则与之相反，可保守治疗。手术方法分为切开复位内固定术、人工股骨头置换术、全髋关节置换术。

【护理措施】

1. 保守治疗

（1）保守治疗的患者由于长期卧床，要预防肺部、皮肤、泌尿系统等并发症的发生，应教会患者利用牵引床的拉手进行身体活动，一般采用皮牵引或骨牵引牵拉固定，限制外旋。

（2）骨牵引时应按骨牵引护理，定时让患者活动踝关节，锻炼股四头肌，预防肌肉萎缩和关节僵直。

（3）皮牵引时应定时打开，检查牵引部位的皮肤及足跟部皮肤，最好在牵引带内垫一些软布，能起到较好的保护作用。牵引重量为体重的 1/8 ~ 1/7。

（4）保守治疗 3 ~ 4 周后可去掉牵引，让患者在床上练习抬腿，5 周左右可扶拐行走，3 个月左右去拐行走。

2. 术前护理

（1）术前做牵引 5 ~ 7d，目的是制动、止痛，以使局部的肌肉放松，防止加重血管损伤，为手术做准备。

（2）备皮，包括会阴部皮肤。

3. 术后护理

（1）搬运及卧床时，保持患肢外展中立位，可在双下肢间置梯形垫，穿"丁"字鞋，或行皮牵引，防止内收内旋，因这样的动作是重复受损机制，易使内固定松动。翻身时为左右45°侧翻，禁止将患者侧身至90°。如果必须侧卧时，两腿之间应加枕头，防止内收内旋位。

（2）注意患肢臀部皮肤，如有胶布过敏出现水疱时，应及时将水疱内液体抽干，外敷药物（如贝复剂、压疮膜等）保护皮肤，定时翻身。

（3）练习髋关节和膝关节的主动活动，加强股四头肌的锻炼。当下肢肌力达到三级以上时，应先让患者在床旁坐，适应后扶床站立。

（4）预防血栓：术后 12h 开始注射抗凝剂，注射部位为脐周围，注射时应捏起局部皮肤，将针头垂直于皮肤进针注射，因脐周皮下脂肪厚，可以维持药物的血液浓度。

（5）注意患肢的皮温、小腿的周径，如果患者出现疼痛加重、局部红肿、皮肤发热，且与对侧肢体周径不同，应考虑为静脉血栓的可能，应及时通知医生，及时处理。

（6）术后 2 周扶拐下地，根据置换关节的种类决定开始负重的时间（骨水泥型 2 周，非骨水泥型 6 ~ 8 周）。使用双拐时要小心，练习时应有人在旁边，防止摔倒。

（7）出院指导：髋关节屈曲不超过 90°，如屈身捡物、坐沙发等；不内收，如不盘腿坐、侧卧时两腿间夹枕头；不负重，不提拉重物，不过早弃拐行走；扶拐行走 6 个月；1 ~ 2 个月门诊复诊。

【护理问题】

1. 疼痛 与骨折有关。
2. 躯体移动障碍 与疾病有关。
3. 有感染的危险 与创伤性操作有关。

【健康教育】

6 个月内髋关节屈曲不超过 90°，不盘腿坐，不负重，不提重物，1 ~ 2 个月门诊复查。

（张红）

第四节 股骨粗隆间骨折

股骨粗隆间骨折是指股骨基底部到小粗隆水平以上部位所发生的骨折，因该部位有许多肌肉附着，血液供应丰富，且骨折的接触面大，所以容易愈合。但因其有发生髋内翻的趋势，可形成畸形愈合，出现跛行，故治疗大都采用保守治疗。但卧床时间较长（6 ~ 8 周），为了使患者尽早下地，可采用手术治疗。手术方法是钢板或鹅头钉内固定。

【护理措施】

1. 保守治疗

（1）皮牵引治疗 6 ~ 8 周，骨牵引治疗 8 ~ 10 周。3 个月后扶拐下地活动，患肢不负重。

（2）患肢保持外展中立位，防止内收，预防发生髋内翻畸形。

（3）向患者讲明不正确卧位的利害关系，以取得患者的配合。

（4）牵引期间注意观察下肢的运动，防止足下垂。

（5）去除牵引后在床上活动 1 ~ 2 周方可扶拐下地。

（6）睡觉时不要向健侧侧卧，以防患肢内收。

2. 术前护理 同股骨颈骨折术前护理。

3. 术后护理 同股骨颈骨折术后护理。

【护理问题】

1. 疼痛　与骨折和外伤有关。

2. 躯体移动障碍　与疼痛有关。

3. 有感染的危险　与创伤性操作有关。

【健康教育】

1. 患肢保持外展中立位，可防止内收，预防发生髋内翻畸形。

2. 加强患肢股四头肌锻炼，6 个月内髋关节屈曲不超过 90°，不盘腿坐，不负重，不提重物。

3. 预防长期卧床并发症的发生，如压疮、坠积性肺炎、便秘、泌尿系统感染、深静脉血栓、肌肉萎缩、失用性骨质疏松等。

4. 1~2 个月门诊复查。

（董卫华）

第五节　开放性骨折

开放性骨折是人们生活中常见的损伤。开放性骨折和闭合性骨折的根本区别在于骨折端是否经过覆盖骨折部位的皮肤或黏膜破口与外界相通。

开放性骨折的主要致伤原因依次是车祸、工作伤、坠落伤、枪伤、农场伤及其他。开放性骨折的好发部位依次是胫腓骨、股骨、尺桡骨、踝关节、肱骨和肘关节。

【护理措施】

1. 初期处理

（1）预防休克，抢救休克。

（2）止血：可用无菌棉纱布加压包扎伤口。在使用止血带的过程中，每 30min 松开 1 次，随时观察止血带应用于肢体的情况。

（3）预防骨折端污染：外露骨折端不要急于复位，以免外露的骨折端污染组织。可用无菌棉垫暂时包扎，适当固定，迅速转运或搬运入医院。

（4）根据患者的脉搏、呼吸、血压、尿量、出血等情况紧急补充足够血容量、输血、补液，以改善血液循环。

（5）使患者安静，尽量暂时避免一切非紧急性的操作。注意全身保暖，对消除休克的发生、发展十分重要。

2. 进一步处理

（1）伤口处理：在全身情况允许下，争取时间，伤口 6h 内进行彻底清创止血，施行复位内固定，争取创面一期愈合。

（2）遵医嘱控制和预防感染，合理应用抗生素。

（3）手术治疗

①手术切开复位：大多数骨折可通过闭合复位达到满意效果，但仍有部分骨折难以复位，应施行手术切开复位，必须做好术前准备。

②固定：根据病情需要选择外固定或内固定。外固定如石膏、夹板、牵引等；内固定的特点是使骨折保持满意的复位，须行切开复位者原则上适应内固定，严重开放性骨折适应内固定。

③功能锻炼：没有正常积极的功能锻炼，即使复位和固定都很满意，也容易发生关节僵硬、肌肉萎缩或粘连。患者对于功能锻炼应予以足够重视，认真制订计划，付诸实施，使患肢最终能获得很好的功能。

【护理问题】

1. 疼痛　与外伤、手术有关。

2. 躯体移动障碍（骨盆及下肢骨折）　与疾病有关。

3. 有感染的危险　与手术、外伤有关。

4. 生活自理能力部分缺陷　与疾病有关。

【健康教育】

1. 养成良好的生活习惯，避免暴饮暴食，注意饮食卫生。

2. 合理安排休息及活动，保持精神愉快，促进康复。

3. 指导患者及家属学会疾病的基本保健知识，预防并发症的发生，如有不适应及时返院。

（刘春红）

第六节　截　肢

截肢是指通过手术切除失去生存能力、没有生理功能、危害人体生命的部分或全部肢体。截肢以严重的四肢创伤为多见。

【护理措施】

1. 术前护理

（1）做好心理护理，患者多有恐惧、愤怒、不安甚至轻生情绪，护士应认真巡视病房，关心、体贴患者，帮助其克服心理障碍，及时发现心理变化，防止意外发生。

（2）床头备止血带、沙袋。

（3）密切观察患肢末梢血运、感觉、运动情况。

（4）做好生活护理，尽可能满足患者日常生活需要。

2．术后护理

（1）严密观察生命体征，做好心理护理，严格巡视病房。

（2）观察伤口敷料渗血情况，如有大量出血应立即用止血带捆扎患侧肢体，或用沙袋压迫局部止血，并立即通知医生及时给予处理。

（3）观察引流管引流情况，记录引流液的性状和量，如有异常立即报告医生。

（4）术后抬高患肢，但不可超过 2d，及时置患肢于功能位。小腿截肢者，膝关节处于伸直位，不能将残肢放于床沿下而引起残肢弯曲。

（5）做好疼痛护理，及时采取止痛措施，使患肢处于无痛状态，提高患者的生存质量。对患肢疼痛的患者加强心理护理，分散其注意力，给予鼓励和支持，使其尽快接受截肢（趾、指）现实，积极配合治疗和康复训练，提高生活自理能力；同时要加强患者残端的肌肉锻炼，教会患者患肢用力蹬踩、局部拍打训练等，可以有效消除患者幻觉痛。

（6）指导残端锻炼，加强肌力训练，预防残肢并发症，保持关节活动范围，为安装义肢做准备。

【护理问题】

1．焦虑　与手术、疾病有关。

2．疼痛　与手术有关。

3．躯体移动障碍　与疼痛、手术有关。

4．生活自理能力缺陷　与疾病、手术有关。

5．有感染的危险　与疾病、手术有关。

【健康教育】

加强患者残端的肌肉锻炼，教会患者患肢用力蹬踩、局部拍打训练。

（薛卫强）

第七节　骨盆骨折

骨盆骨折常可引起严重并发症，而且常较骨折本身更为严重。因此，有并发症者应首先处理并发症，然后处理骨盆骨折。

【护理措施】

1．密切观察病情　监测血压、脉搏、体温、呼吸等，注意有无休克症状。

观察伤员排尿情况，有无排尿困难、血尿、膀胱胀满、耻骨上和会阴部压痛等，需要时给予导尿。骨盆周围出血除了可引起血压下降或休克外，在腹股沟、会阴以及大腿根部等还可出现肿胀、波动或皮下瘀血。为了了解出血是否继续，可在皮肤上做标记，观察血肿范围变化。还要了解有无腹痛、腹胀、肛门流血及女性患者阴道流血（注意与月经血象区别）等，及时报告医生，请专科医生会诊。

2. 抢救休克　休克为血容量降低所致，所以要迅速建立静脉通路，快速输液、输血。应有2条静脉通路：1条在浅静脉，另1条进入中心静脉。后者可测静脉压以估计血容量，输液用林格液、葡萄糖等。同时迅速鉴定血型和做配血试验，及早输入全血。

3. 泌尿系统损伤的处理　如有尿道、膀胱损伤，患者排尿困难，立即准备导尿用物，导尿成功者应留置导尿和固定，严重的尿道断裂和膀胱损伤均需请专科医生会诊治疗，术后留置导尿或膀胱造瘘等。要保持局部清洁，定期消毒尿道外口，嘱患者多饮水，给予抗感染药物。

4. 骨盆骨折合并直肠损伤的患者情况较为严重，急需手术治疗。术后按肠道手术后护理。

5. 骨盆有分裂移位时，须行骨盆悬吊牵引；骨盆一侧上移时，可行股骨髁上骨牵引。卧床时间较久者，要做好基础护理工作。

【护理问题】

1. 疼痛　与疾病、手术有关。

2. 躯体移动障碍　与疾病有关。

3. 有感染的危险　与手术、外伤有关。

4. 便秘　与疾病、卧床有关。

5. 皮肤完整性受损　与长期卧床有关。

【健康教育】

1. 轻度无移位骨折回家疗养者，要告知患者卧床休息的重要性，禁止早期下床活动，防止发生移位。

2. 对耻骨联合分离而要求回家休养的患者，要教会其家属正确使用骨盆兜，或掌握沙袋对挤、皮肤护理及会阴部清洁的方法，防止压疮和感染。禁止侧卧。

3. 对于轻症患者或有急躁情绪者，应讲明卧床制动的重要性和必要性，以及早期活动的危害，取得患者的配合。

4. 临床愈合后出院的患者，要继续坚持功能锻炼，1个月后复查。

5. 加强营养，以补虚弱之躯，促进早日康复。

（李凤）

第八节　四肢骨折

骨折是指骨的完整性或连续性中断，多因暴力作用或病变骨骼遭受轻微外力而发生。骨折后可因出血过多、剧烈疼痛及广泛的软组织损伤而导致休克，局部一般症状有疼痛、压痛、肿胀、淤斑和肢体功能障碍。局部特有体征为肢体外观畸形、反常活动、骨擦音和（或）骨擦感。处理原则为复位、固定和功能锻炼等。

【护理措施】

1. 术前护理

（1）搬动患者时注意稳抬稳放，卧硬板床，抬高患肢，注意观察患肢末梢血运及感觉、运动情况。

（2）遵医嘱用药，协助做好各项检查。

（3）石膏或牵引固定的患者，要经常检查相关装置是否妥当、有效并保持其整洁，注意观察末梢血运及感觉、运动情况。若局部皮肤高度肿胀、发凉，肢端动脉搏动微弱，患肢肌肉无力，感觉麻木或剧痛，应及时通知医生，妥善处理。

（4）手术患者认真做好术前准备。

2. 术后护理

（1）术后按麻醉护理常规护理。

（2）抬高患肢，置于功能位。

（3）监测生命体征，观察伤口敷料及引流情况。

（4）遵医嘱用药。

（5）观察患肢末梢血运、感觉运动、肿胀程度，如有异常，应及时报告医生并及时处理，防止骨筋膜室综合征的发生。

（6）做好心理护理及基础护理，防止并发症的发生。

（7）告知患者及家属功能锻炼的重要性，做好功能锻炼。

（8）出院前教会患者及家属功能锻炼的具体方法，确保锻炼的连续性。

【护理问题】

1. 疼痛　与手术有关。

2. 有感染的危险　与手术有关。

【健康教育】

1. 营养指导　向患者及家属讲解有关骨折的知识，保证营养素的供给。

2. 功能锻炼　告知患者出院后要根据骨折愈合的进程循序渐进地进行功能

锻炼，预防关节强直、肌肉萎缩等并发症的发生。带石膏出院的患者，向其讲解有关石膏的护理知识。

3. 随访 向患者交代内固定去除时间及来院复诊的指征和时间等。

（张红）